Gerüche

Bildnachweis:
Archiv: S. 27, 47; Beatrix Kutschera: S. 35; Fotolia: S. 21 Andrzej Estko, S. 79 Juan Gärtner
Glasmuseum Wertheim: S. 20, 31, 142 l.u.r., 146; Goodshoot: S. 19, 70, 123
Hagen Schaub: S. 138; imagesource: S. 72
iStockPhoto.com: S. 38 webphotographeer, S. 54 ricardo lopez, S. 57 nicoolay, S. 113, 150 Claudiad,
S. 117 dolgachov, S. 132 Invisible Viva, S. 135 o. kasayizgi, S. 135 u. emreogan, S. 139 canismaior,
S. 149 RapidEye; Josephinum: S. 62, 66, 100, 102, 103, 107
Lisa Hahsler: S. 65, 68; MEV: S. 105, 121, 141
MIP Grasse France: S. 22, 23, 36, 93, 133, 142 mitte; National Bibliothek: S. 13, 28
PhotoAlto: S. 8, 10, 16, 17, 30, 33, 42, 44, 45, 49, 52, 56, 60, 75, 82, 86, 88, 91, 92, 98, 120, 126, 130, 145
PhotoDisc: S. 11, 51, 74, 94, 118, 128
Pietro della Valle: Reiß-Beschreibung in unterschiedlichen Theile der Welt, nemlich in Türkey, Egypten, Palestina, Persien, Ost-Indien, und andere weit entlegene Landschafften. Genf 1674: S. 108
Privat: U3; Pixelio: S. 15 Antje Höpner, S. 41 Alf Ongs, S.48 Adel, S. 58 Katje Irmschler, S. 97
Bildpixel, S. 110 S. Hainz, S.114 jack-o-lantern: Zen Shui: S. 81; www.5amTag.de: S. 37

1. Auflage 2010

ISBN: 978-3-902552-60-0

Umschlag & Graphische Gestaltung: www.atelier21.at
Umschlagfoto: PhotoAlto
Projektbetreuung: Mag. Hagen Schaub
Druck & Bindung: GorenjskiTisk, Kranj

Printed in Slovenia

Autoren und Verlag haben alle Buchinhalte sorgfältig erwogen und geprüft, dennoch kann keine Garantie übernommen werden. Eine Haftung der Autoren bzw. des Verlags wird daher nicht übernommen.
Aus Gründen der leichteren Lesbarkeit – vor allem in Hinblick auf die Vermeidung einer ausufernden Verwendung von Pronomen – haben wir uns dazu entschlossen, alle geschlechtsbezogenen Wörter nur in eingeschlechtlicher Form – der deutschen Sprache gemäß zumeist die männliche – zu verwenden. Selbstredend gelten alle Bezeichnungen gleichwertig für Frauen.

DR. PHIL. KARIN GRUBER DR. MED. MARCUS FRANZ

Gerüche & DER SECHSTE SINN

VERLAGSHAUS DER ÄRZTE

Vorwort

Erst seit rund 20 Jahren kennt man die wichtigsten molekularbiologischen Grundlagen des Geruchssinns. Viele Details sind nach wie vor ungeklärt. Besonders spannend wird es, wenn es um die Psychologie des Riechens geht. Dass uns Gerüche beeinflussen, ist klar. Aber wie weit das archaische Riechhirn nun wirklich über das Großhirn dominiert, das ist vielfach noch zu klären. Damit verflochten sind viele rational schwer begründbare Phänomene, etwa wenn Gerüche Grenzen und Abgrenzung zwischen sozialen Gruppen markieren.

Die ersten bewussten Anwendungen von Wohlgerüchen geschahen wohl im kultischen Bereich. Und heute noch haben Düfte ihren festen Platz in den Liturgien und spirituellen Praktiken. Wohlgerüche haben lange Traditionen in der Medizin, von denen aber viele heute nicht mehr gelten. In der Aromatherapie allerdings kehren sie als ergänzende und anerkannte Partner der modernen naturwissenschaftlichen Medizin zurück.

Philosophen und Erkenntnistheoretiker haben sich nie besonders leicht getan mit diesem schwer fassbaren Sinn. Dementsprechend schwankt die Bewertung im Lauf der Zeit. Von den Ästhetikern wurde er lange als nicht „kunstfähig" erachtet. Dafür hat die Macht der Düfte über Gefühle, Stimmungen und Erinnerungen die Dichter zu genialen Passagen inspiriert. Um bei der Kunst zu bleiben – es spricht einiges dafür, Parfums in diese Kategorie einzuordnen. Auf der wirtschaftlichen Seite der Düfte könnte sich in den nächsten Jahren einiges verändern, wenn die Konzepte des Duftmarketings wirklich so aufgehen, wie das derzeit durchaus als wahrscheinlich erscheint.

Jedenfalls ist der Geruchssinn auch heute noch voller Geheimnisse und voller Widersprüche. Wir leben in einer desodorierten und künstlich parfümierten Welt. Gleichzeitig hat es nach wie vor seine Berechtigung, wenn man von einer Anästhesierung des Geruchssinns spricht. Umso reizvoller erscheint es uns, verschiedenen Facetten und Entwicklungen nachzugehen und den Stand des Wissens zusammenzufassen.

Den Düften und dem Geruchssinn wird zunehmend intellektuelles und industrielles Interesse entgegengebracht. Das ist eigentlich erstaunlich. Es könnte eine Rückkehr des Menschen zu archaischen Wurzeln bedeuten. Es könnte aber auch heißen, dass die Selbstwahrnehmung des Menschen nach einer Fokussierung auf den Intellekt sich nun mehr in Richtung einer ganzheitlichen Sicht bewegt. Wir werden sehen.

... und Dank

Wir möchten uns herzlich bei allen bedanken, die zum Zustandekommen des Buches beigetragen haben und mit Rat und Tat zur Seite gestanden sind, insbesondere bei SL Maria Kemetter, Fritz Kellner, Dr. Ruth Koblizek und dem Institut für Geschichte der Medizin in Wien. Unser Dank gilt natürlich auch all jenen Wissenschaftern, die sich mit der Erforschung des Geruchssinns beschäftigen und eine Unmenge von Zahlen, Daten und Fakten erarbeitet haben.

Karin Gruber *Marcus Franz*

Inhalt

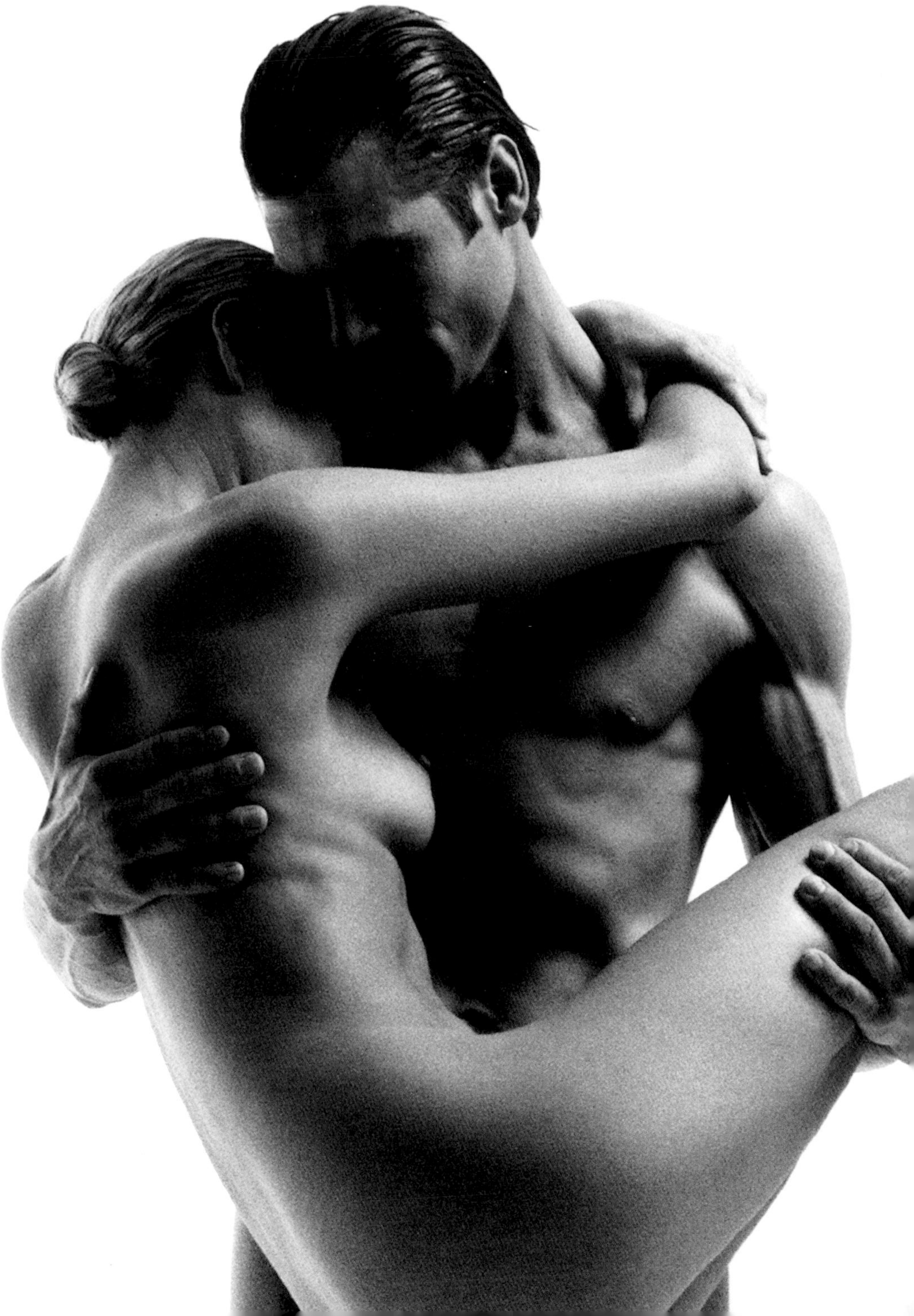

Der Sinn mit den vielen Facetten

DER GERUCHSSINN IST EINE SÄULE DER ERINNERUNGEN UND UNSERER IDENTITÄT. EINE BRÜCKE ZWISCHEN GESTERN UND HEUTE, EIN TOR ZU GENÜSSEN UND LEBENSFREUDE, EIN SCHLÜSSEL ZUM VERSTÄNDNIS DER „CHEMIE" ZWISCHEN MANN UND FRAU. DÜFTE SIND VERBINDUNG ZWISCHEN DIESER UND ANDEREN WELTEN, ZU GÖTTERN UND GEISTERN. GERÜCHE MARKIEREN GESELLSCHAFTLICHE HIERARCHIEN UND IHRE UMBRÜCHE. SIE KÖNNEN EINE ORDNUNG ZEMENTIEREN UND EIGNEN SICH BESTENS ZUR PROVOKATION.

Die Gerüche und Düfte dieser Erde sind für alle Menschen außerordentlich prägende und das Verhalten beeinflussende Phänomene, die auch in einer ringsum rationalisierten Welt ihre unverbrüchliche Macht besitzen. Gerüche entscheiden über Sympathie und Antipathie, Stimmungen und Gefühle. Entscheidungen werden durch Gerüche beeinflusst. Wir reagieren spontan und oft emotional auf Gerüche. Entweder wir mögen einen Geruch oder wir mögen ihn nicht. Das Warum kommt später, wenn überhaupt. Die Beschäftigung mit dem Geruchssinn und seiner Macht trägt daher nicht nur dazu bei, die menschliche Neugier zu befriedigen. Mehr Wissen darüber, was uns auf biologischer Ebene mit ihren Schnittstellen zur Psyche bestimmt und prägt, wo und wie wir beeinflussbar sind, macht uns kritischer und selbstbestimmter.

In der Wissenschaft hatten die Gerüche mangels ihrer Rationalisierbarkeit lange keinen Platz, den geisteswissenschaftlichen Fakultäten war die Geruchswelt über die Jahrhunderte immer wieder sogar höchst suspekt – eben weil man darüber so schlecht reden und philosophieren konnte. Anscheinend verlor der Riechsinn im Zuge der Zivilisierung seinen Stellenwert, denn er ließ sich weder kontrollieren noch steuern und auch nicht kultivieren wie etwa das Gehör durch die Musik. Wahrscheinlich war er dem Wesen Mensch auf seinem Weg in die Zivilisation deswegen auch die längste Zeit ein bisschen unheimlich. Zu nah ist das Riechen am Animalischen. Körperöffnungen wurden zu Tabuzonen erklärt und die Körperflüssigkeiten und Körpergerüche so weit wie möglich in die Privatsphäre verbannt.

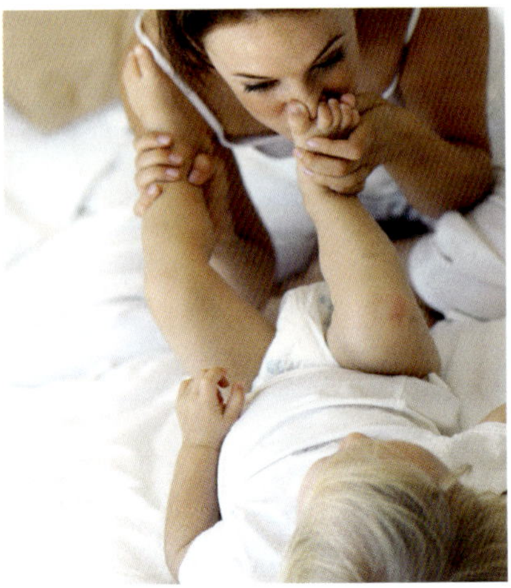

Durch die Zunahme an Forschungsmöglichkeiten, speziell in der Biologie und in der Radiologie, wo es mittlerweile bildgebende Verfahren gibt, welche die Effekte von Gerüchen auf das Gehirn darstellen können, rückt nun auch dieser „niedere Sinn ohne Erkenntnis" in das Blickfeld der Forschung. Vieles, was seit jeher als Volksweisheit bekannt ist und sich in einer Reihe von Redewendungen widergespiegelt, lässt sich heute erklären und wissenschaftlich beweisen. Und noch viel mehr gilt es zu erforschen.

Der allgegenwärtige olfaktorische Eindruck samt seiner Auswirkungen auf das Leben hält nun Einzug ins wissenschaftliche Denken. Das ist Anlass zur Freude, denn auf dieser Meta-Ebene wird man über diesen so maßgeblichen Sinn in Zukunft auch besser sprechen (und schreiben!) können als bisher.

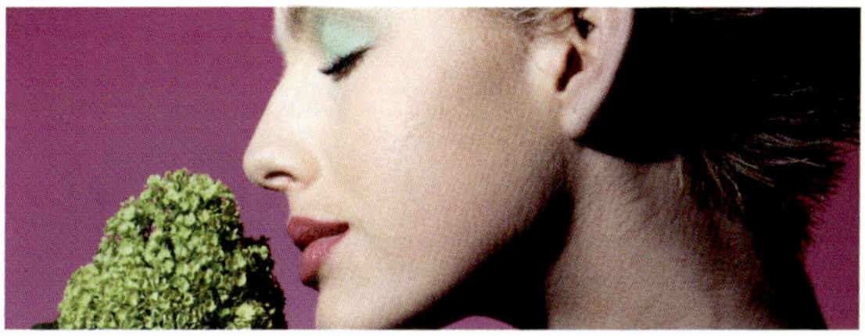

Der Duft der Dinge
ist die Sehnsucht,
die sie uns
nach sich erwecken.
Christian Morgenstern

Gerüchte und Anrüchiges

Das Gerücht, der Rauch, rauchen, etwas ist anrüchig, berüchtigt sein, im Ruch stehen, ruchbar werden, einen Riecher haben, verduften, jemand nicht riechen können, über etwas die Nase rümpfen – all diese Wörter und Formulierungen haben sprachgeschichtlich etwas mit Duft oder auch mit Gestank zu tun. Wenn etwa ein Gerücht umgeht, dann verbreitet sich dieses so schnell wie eine Geruchsschwade, die in einen Raum eindringt. Und man kann schwer etwas dagegen unternehmen, genauso wie man einen penetranten Geruch nicht so leicht wieder los wird.

Auch der Rauch dringt rasch durch Ritzen und Poren, man riecht ihn sofort und meistens stört er uns. Ist eine Sache anrüchig, dann sollte man sich vor ihr hüten wie vor einem üblen Odeur. Und jemand, der berüchtigt ist für etwas, den umgibt sein schlechter Ruf wie ein ebensolcher Geruch.

Im Ruch stehen hat eine ähnliche Bedeutung, es heißt jedenfalls nichts Gutes. Werden Dinge ruchbar, dann handelt es sich meist um Geheimnisse der weniger schönen Sorte, die bekannt werden. Ihre Verbreitung erfolgt dann dafür umso rascher, ähnlich einem Geruch. Wenn jemand einen Riecher hat, kann damit seine etwas groß geratene Nase gemeint sein, eher und öfter bezeichnet man damit aber die Fähigkeit, für bestimmte Dinge sehr sensibel zu sein oder zukünftige Ereignisse voraus zu ahnen.

Verduftet jemand, dann ist er weg, lautlos verschwunden wie ein Geruch, der sich aufgelöst hat und keine Spuren hinterlässt. Können wir jemand nicht riechen, so liegt das an einer tief sitzenden und unter Umständen biologisch begründbaren Antipathie, die nur schwer aufzulösen ist. Und wenn wir über etwas die Nase rümpfen, dann passt uns diese Sache ganz und gar nicht, ja vielleicht stinkt sie uns sogar.

Alle diese vom Geruchssinn hergeleiteten und bildhaft gebrauchten Wörter und Begriffe haben etwas gemeinsam. Ihre Bedeutung ist eine atmosphärische und sprachlich gar nicht exakt zu definierende, trotzdem weiß jeder Mensch sofort, was damit gemeint ist. Das hat damit zu tun, dass der Geruchssinn der älteste Sinn des Menschen ist und schon lange vor der Sprache da war. Die wenigen sprachlichen Begriffe, die sich im Laufe der Evolution rund um den Geruchssinn entwickelt haben, sind dafür umso einprägsamer. Umgibt einen einmal ein bestimmter Ruch, ist man berüchtigt oder von einem hartnäckigen Gerücht verfolgt, erfordert es viel Aufwand und Zeit, sich davon wieder zu befreien. Menschen merken sich diese schlechten Eindrücke eben wie signifikante Gerüche, die man ja auch kaum vergessen kann. Die Speicherung von solchen einmal entstandenen negativen Eindrücken erfolgt in entwicklungsgeschichtlich sehr alten Hirnregionen, wenn sie mit Gerüchen assoziiert sind.

Umgekehrt werden Begriffe aus dem Bereich der Düfte nicht selten verwendet, wenn es um Dinge geht, die wir nicht kennen. Himmel und Hölle – oder wie immer das Jenseits auch bezeichnet wird – können nur aus der Vorstellung beschrieben werden. Dafür werden vielfach olfaktorische Vergleiche herangezogen. Die Hölle ist Gestank und Pestilenz, der Himmel Wohlgeruch und Duft. Heiligkeit verströmt Wohlgeruch, nicht nur in alten Überlieferungen, sondern auch in zeitgenössischen Berichten.

Die Erinnerungen der Dichter

Für Gerüche haben wir deutlich weniger Wörter zur Verfügung als für andere Sinneseindrücke. Farben etwa können wir bis in die kleinsten Nuancen beschreiben, und wir können Diskussionen darüber führen, wie Künstler ihre Farben verwenden. Bei Gerüchen ist das schwer möglich, wiewohl durch Übung stark entwicklungsfähig. Hier müssen immer Vergleichsbezeichnungen herhalten. In der Weinkunde zum Beispiel, wo der Geruch eine sehr wichtige Rolle spielt, hat sich in den letzten Jahren eine eigene Kunstsprache entwickelt, die hauptsächlich mit Vergleichen operiert, ansonsten könnten die Weinspezialisten gar nicht miteinander über die Duftnoten der verschiedenen edlen Tropfen konferieren.

Die sprachliche Kodierung von Düften und Gerüchen ist also schwierig, weil dem sehr feinen Differenzierungsvermögen des Geruchssinns die grobe und eher vage Repräsentation im Bewusstsein und in der Sprache gegenübersteht. Geruchsmäßig spielt sich alles in den alten, tief liegenden Regionen des Gehirns ab, das Sprachzentrum liegt jedoch in der jungen Hirnrinde. Anders formuliert: Das Universum der Düfte und Gerüche können wir zwar sehr gut spüren und fühlen, aber wir können darüber nur mangelhaft sprechen. Die meisten zumindest, denn es ist eine Frage des Trainings, der Sensibilität und der Aufmerksamkeit, ob es gelingt, Geruchseindrücke überzeugend in Worte zu fassen.

Vielleicht sahen Dichter im Mangel an Worten eine Herausforderung, sicher aber wegen der offensichtlichen Macht und Faszination der Gerüche werden Düfte und Gerüche in der Literatur immer wieder gerne beschrieben. Das Wesen des Geruchssinns zu erfassen, ohne die molekularbiologischen Grundlagen dafür zu kennen, ist noch am ehesten dem „Volksmund" und den Schriftstellern gelungen. Émile Zola, Henry Adams, Heimito von Doderer, Marcel Proust oder Patrick Süskind beispielsweise sind bekannt für geniale Schilderungen olfaktorischer Eindrücke. Prousts Kindheitserinnerungen, geweckt durch Madeleines und Lindenblütentee, sind so ausführlich und eindrücklich, dass die Erinnerungskraft von Gerüchen von Wissenschaftern heute als „Proust-Effekt" bezeichnet wird.

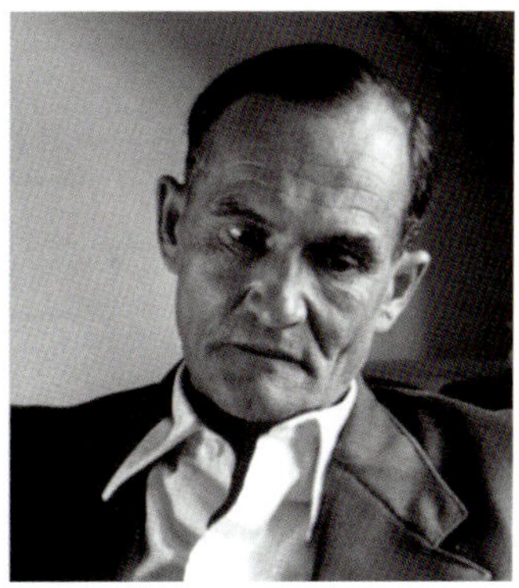

Heimito von Doderer

„Aber wenn von einer früheren Vergangenheit …

… nicht existiert nach dem Ableben der Personen, dem Untergang der Dinge, so werden allein, zerbrechlicher aber lebendiger, immateriell und doch haltbar, beständig und treu Geruch und Geschmack noch lange wie irrende Seelen ihr Leben weiterführe, sich erinnern, warten, hoffen, auf den Trümmern alles übrigen und in einem beinahe unwirkliche winzigen Tröpfchen das unermessliche Gebäude der Erinnerung unfehlbar in sich tragen."

Marcel Proust, Auf der Suche nach der verlorenen Zeit / In Swanns Welt

Womit man auch schon bei der ersten Kontroverse um den Geruchssinn angelangt wäre. Kontroversen zieht er ja an, ob es nun um seinen Stellenwert, seine Funktionsweise oder seine Bedeutung in welcher Hinsicht auch immer geht. Nun ist der enge Zusammenhang zwischen Gerüchen und Erinnerung eine Tatsache und ein großes Thema in der Geruchsforschung. Gerüche können schöne, nostalgische, angenehme Erinnerungen wecken. Paradebeispiel: Weihnachten der Kindheit. Sind bestimmte Gerüche aber mit traumatischen Erlebnissen von Gewalt, Krieg und Tod verbunden, können sie die Bewältigung und Überwindung der Ereignisse enorm erschweren, wenn sie immer wieder dorthin zurückführen. So weit, so klar.

Über die Mechanismen der olfaktorischen Erinnerungen ist man sich in der Scientific Community aber nicht mehr so einig. Die einen sagen, dass Erinnerungen an Gerüche dauerhafter und emotionsgeladener sind als Erinnerungen an Gesehenes oder Gehörtes – stimmt nicht, sagen die anderen. Die einen meinen, dass olfaktorische Erinnerungen anderer Art wären als Erinnerungen an Bilder oder Klänge – mitnichten, entgegnen die anderen. Olfaktorische Erinnerungen würden lediglich leichter und schneller, spontan und ohne Zutun, wieder abgerufen. Allerdings könnte dies ja auch als Indiz für das Andersseins des Geruchssinns gesehen werden.

Manche sind der Ansicht, Prousts Schilderungen seien so genial, dass ein biologisches Phänomen nach ihnen benannt werden soll – der Proust-Effekt eben. Andere stören sich daran, dass ein Dichter eine biologische Kategorie entdecken beziehungsweise erfinden „darf". Und außerdem hätten andere Dichter besser darüber geschrieben, und das auch schon früher. Freilich wurden olfaktorische Erinnerungen auch vor Proust und nicht nur von Proust exzellent geschildert. Man kann sich dem Phänomen des olfaktorischen Gedächtnisses ja auch auf unterschiedliche Art und Weise nähern. Über den Angelpunkt eines einzigen Geruchseindrucks, der zum Tor in die Vergangenheit wird. Oder über den Versuch, Geruchslandschaften zu beschreiben, wie sie einmal waren. Jedenfalls sorgt der Geruchssinn für Diskussionen – und das auch in der Welt der Philosophie, der Kunst und des Marketings.

Was gut riecht und was schlecht

Ganz automatisch und sehr subjektiv bewerten wir Gerüche und Düfte, die wir aufnehmen. Das erscheint auch logisch, wenn man bedenkt, dass unsere Vorfahren nicht lange darüber diskutieren konnten, ob sich etwas zum Essen eignet oder nicht. Wie die Bewertung von Gerüchen durch den Menschen ausfällt, ist zum allergrößten Teil während der Kindheit im Alter zwischen fünf und zehn Jahren erlernt und damit weitgehend kulturell mitbestimmt. Während das intensive Aroma eines reifen Käses in westlichen Ländern viele zum Schwärmen bringt, kann er die meisten Japaner in die Flucht schlagen. Umgekehrt ist der Geruch mancher Algen, die in Japan gerne verzehrt werden, für Nicht-Japaner ziemlich gewöhnungsbedürftig. Seit aber die japanische Küche auch hierzulande in Mode gekommen ist, haben viele ihre Liebe zu allen möglichen Algen entdeckt. Geruchs- und Geschmacksvorlieben sind eben auch eine Imagefrage.

Auch auf das Umfeld kommt es an. Gerüche müssen „passen". Das Aroma eines alten Camemberts wird man bei Tisch schätzen, kaum aber im Büro. Weiters hängt die Bewertung von Gerüchen stark von den Informationen ab, die wir dazu erhalten, und damit von den Erwartungen, die wir haben. Versuchspersonen, die Käsearoma in der Nase haben und dabei das Wort „Käse" lesen, empfinden den Geruch als gut – sofern sie natürlich Käse mögen. Wenn sie aber das Wort „Körpergeruch" lesen, „stinkt" die Sache. Versuchspersonen, die mit dem Geruch von Pinienharz beduftet werden und das Wort „Weihnachten" lesen, bewerten den Geruch positiv. Wenn sie das Wort „Desinfektionsmittel" sehen, fällt ihr Urteil ganz anders aus.

Grundsätzlich bewerten wir bekannte, vertraute Gerüche positiver als neue. Und je vertrauter uns fremde Gerüche werden, umso positiver beurteilen wir sie. Als erstes aber überprüfen wir, ob wir den Geruch schon kennen, hat eine neue Untersuchung ergeben. Ob wir einen Geruch mögen oder nicht, hängt auch ganz entscheidend von der Situation ab, in der wir ihn kennen gelernt haben. Ein angenehmes Erlebnis wird den Geruch positiv färben und umgekehrt. Geradezu klassisch ist die Abnei-

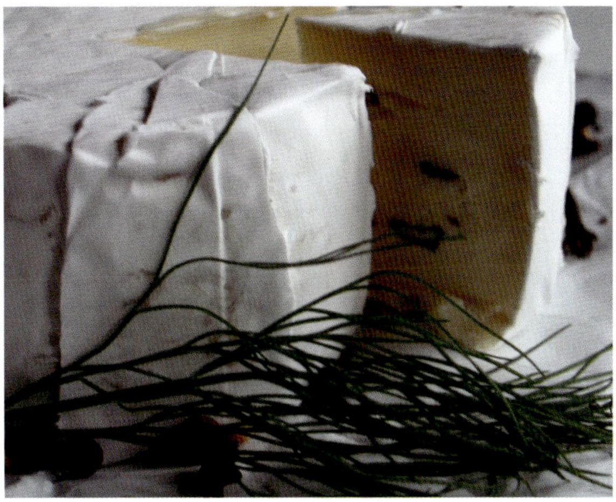

gung der meisten gegen alles, was an Spital erinnert. Diese Einstellung ist schwierig zu ändern, aber nicht ganz unmöglich. Man müsste nur den Geruch mit vielen positiven Erlebnissen verknüpfen.

Eine große Bedeutung wird der Herkunft der Geruchsstoffe beigemessen, wobei „natürlich" immer besser bewertet wird als „synthetisch". Aber: Im Blindversuch schneiden die synthetischen Düfte nicht selten besser ab als die natürlichen.

Manche geruchsmäßige Vorlieben oder Abneigungen dürften genetisch bestimmt sein. Allerdings ist dabei das letzte Wort noch nicht gesprochen, die Fachwelt ist sich noch nicht ganz einig. Als angeboren gelten jedenfalls die positive Bewertung des Dufts von reifem Obst (v. a. Orangenduft ist weltweit beliebt) und die Abneigung gegen Fäulnisgeruch. Der Ekel vor Exkrementen aber ist „gelernt". Babys und kleine Kinder stehen dem Geruch ihrer Ausscheidungen so lange völlig neutral gegenüber, bis ihnen die Eltern beibringen, dass diese eklig sind.

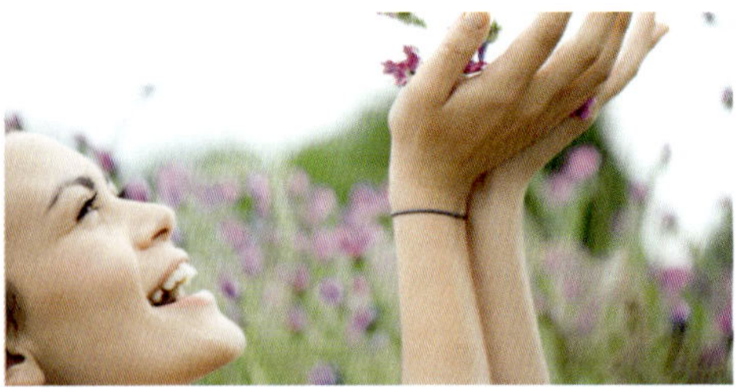

Es gibt Düfte, frisch wie Kinderwangen
Süß wie Oboen, grün wie junges Laub
Verderbte Düfte, üppige, voll Prangen
Wie Weihrauch, Ambra, die zu uns im Staub
Den Atemzug des Unbegrenzten bringen
Und unserer Seele höchste Wonnen singen.
Charles Baudelaire

Muttermilch und Schmusedecken

Aus nahe liegenden Gründen ist die Muttermilch das Wichtigste für Babys. Gleich nach der Geburt suchen sie nach dieser Nahrungsquelle und finden sie durch den Geruch der Duftdrüsen an der Mutterbrust. Gestillte Kinder können zwischen der Milch der eigenen und einer fremden Mutter unterscheiden, wobei sie die eigene Mutter bevorzugen. Wird ihnen die Milch einer fremden Mutter angeboten, so wählen sie die Milch der Frau, deren Baby etwa dem eigenen Alter entspricht. Bei Neugeborenen findet die Milch von Müttern älterer Babys deutlich weniger Anklang. Eine kluge Wahl – denn diese würden den Kleinen auch viel weniger gut bekommen.

Nicht nur die Muttermilch, auch das Fruchtwasser hat seinen speziellen Geruch und sein eigenes Aroma. Und dieses Aroma ist sehr stark von der Zusammensetzung der mütterlichen Nahrung abhängig. Die intrauterinen Düfte und Aromen, die von der Mutter über die Nabelschnur weitergegeben werden, speichern die Föten im pränatalen Gedächtnis ab. Zumindest wird dies von manchen Forschern vermutet. Es könnte also sein, dass hier eine Prägung zukünftiger Ernährungsvorlieben stattfindet – oder bestimmte Abneigungen produziert werden. Vielleicht ist die intrauterine Geruchs- und Aromaprägung ja dafür verantwortlich, dass Mamas Küche zeitlebens die beste bleibt?

Manches ist durch Studien gesichert: Beispielsweise haben Kinder, deren Mütter während der Schwangerschaft häufig Karottensaft getrunken haben, später ihren Karottenbrei lieber gegessen als die Kinder aus der Vergleichsgruppe. Vieles ist jedoch noch unklar und auch schwer zu erforschen. Denn Aromastoffe können Veränderungen durchmachen, bis sie im Fruchtwasser oder in der Muttermilch landen. Und nicht jeder Aromastoff dürfte auch dort ankommen.

Ob Mütter ihre Kinder am Geruch erkennen, ist nicht so ganz klar. Manche Studien deuten darauf hin, andere nicht. Möglicherweise sind Väter sogar besser darin, ihre Kinder geruchsmäßig zu identifizieren. Außerdem sinkt offenbar deren Testosteronspiegel, wenn sie viel Kontakt mit ihren Kindern haben, was unter Umständen mit olfaktorischen Eindrücken zusammenhängen könnte. Das wäre ja durchaus im Sinne der Kleinen, die dann mehr Aufmerksamkeit bekommen.

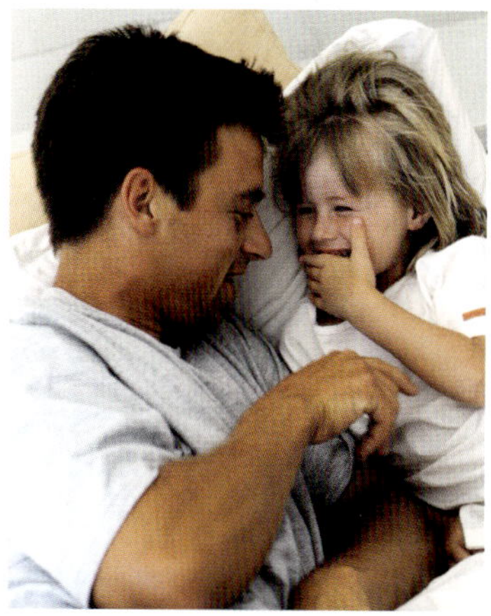

Kinder zwischen dem ersten und dritten Lebensjahr haben oft eine besondere Vorliebe für eine bestimmte Kuscheldecke oder ein Kuscheltier, von dem sie sich gar nicht trennen mögen. Die Eltern können meist kaum verstehen, warum diese Utensilien für das Kind so unverzichtbar sind. Vor allem, wenn das Tierchen oder die Decke gewaschen werden muss, sind die Eltern oft überrascht vom energischen Protest ihres Kindes. Manchmal kann das Kind mit dem frisch gewaschenen Schmusestück überhaupt nicht mehr einschlafen und nicht selten wird es nach dem Waschgang für immer abgelegt. Forscher vermuten, dass es die vertrauten Gerüche des eigenen Speichels und Körpers sind, die das Kuschelobjekt so anziehend machen. Das könnte auf die Kinder beruhigend wirken, Sicherheit und eine gewisse Geborgenheit vermitteln. Durch Waschen wird diese besondere aromatische Aura zerstört.

Ein Hoch den niederen Sinnen

Bei der Suche nach Erkenntnis beziehungsweise der Reflexion darüber, was Erkenntnis ausmacht, wie und wieweit sie möglich ist, geht es an zentraler Stelle auch um die Sinnesorgane als Fenster zur Welt und die Qualität der von ihnen vermittelten Eindrücke. Immer wieder wurden die einzelnen Sinne im Lauf der Zeit im Hinblick darauf bewertet, was sie zur Erkenntnisfähigkeit des Menschen beitragen. Schon auf Aristoteles geht die hierarchische Reihung mit Sehen an oberster Stelle gefolgt von Hören, Riechen, Schmecken, Tasten zurück. Klassisch und wertend ist die Bezeichnung „Primärsinne“ für Sehen und Hören als die „höheren“ und „edleren“ Sinne sowie „Sekundärsinne“ für Riechen, Schmecken und Tasten. Sehen und Hören werden auch als „Fernsinne“ bezeichnet, Schmecken und Tasten als „Nahsinne“. Das Riechen hat eine Sonderstellung und steht dazwischen.

Vom entwicklungsgeschichtlichen Standpunkt ist die Verwendung Sekundärsinn für das Riechen falsch. Denn eine Art von Geruchssinn war der erste Sinn überhaupt, den Lebewesen entwickelt haben. Alles in allem trägt der Geruchssinn dazu bei, geeignete Nahrung zu finden, die Verdauung und damit die Verwertung für den Körper zu erleichtern, vor ungeeigneter Nahrung zu warnen; er schützt vor Krankheiten, indem er hygienische Barrieren errichtet; er erfüllt essenzielle soziale Funktionen und prägt das Sozialverhalten wesentlich mit; er prägt Erinnerungen, Stimmungen, Lust- und Unlustgefühle. Gerüche beeinflussen den Körper. Orangenduft zum Beispiel erhöht die Pulsrate und lässt die Atmung schneller werden, Fäulnisgeruch bewirkt das Gegenteil.

Eine gewisse Berechtigung kann man dem dennoch nicht absprechen, Sehen und Hören als „höhere“ Sinne zu bezeichnen. Schließlich entsteht dabei die Wahrnehmung nicht als direkte Reaktion auf die Umwelt sprich die Meldung eines entsprechenden Sensors. Sie ist vielmehr das Resultat hoch komplizierter Rechenoperationen des Großhirns, das Bilder und Musik aus abstrakten Informationen über Lichtwellenlängen, Grauwerte und Linien beziehungsweise Schallfrequenzen ableitet. Beim Tasten hingegen meldet ein Sensor in der Haut, dass Druck ausgeübt wird, beim Riechen registriert ein Rezeptor in der Riechschleimhaut eine chemische Substanz und meldet dies dem Gehirn, ebenso beim Schmecken.

Vom funktionellen Standpunkt erscheint eine hierarchische Reihung der Sinne heute aber obsolet. Es ist müßig, darüber zu diskutieren, ob der eine oder der andere Sinn „edler" ist als der andere. Es kann nur um das Zusammenwirken der einzelnen Sinne gehen, um ihren jeweiligen Beitrag zum Funktionieren des Organismus, zum Erfassen der Welt, um eine ganzheitliche Sicht des Menschen.

Heilige Handlungen – Weihrauch und Myrrhe

Man kann davon ausgehen, dass die ersten bewussten Anwendungen von Düften und Wohlgerüchen im kultischen Bereich gelegen sind, wobei vor allem verschiedene Pflanzenteile und Harze verbrannt wurden. Dementsprechende Belege finden sich in archaischen Kulten, in Naturreligionen, in polytheistischen und monotheistischen Religionen. Unfassbar wie sie sind, wurden Wohlgerüche und Düfte in alten Zeiten als göttlichen Ursprungs gesehen. Düfte und Rauch waren Tore zu Welten jenseits des Erfahrbaren. Durch sie wurde der Zugang zu Göttern und Geistern möglich. Sie wurden eingesetzt, um die Götter wohlgesonnen zu stimmen. Sie wurden verwendet, um Statuen, Priester und Könige zu salben. Sie dienten dazu, die Toten ins Jenseits zu begleiten, damit sie dort gut aufgenommen werden. Ebenso ist davon auszugehen, dass die Grenzen zwischen Kult und Medizin fließend waren – so wie sie es heute teilweise noch sind, wenn man die Phänomene psychosomatischer Wechselwirkungen in Betracht zieht.

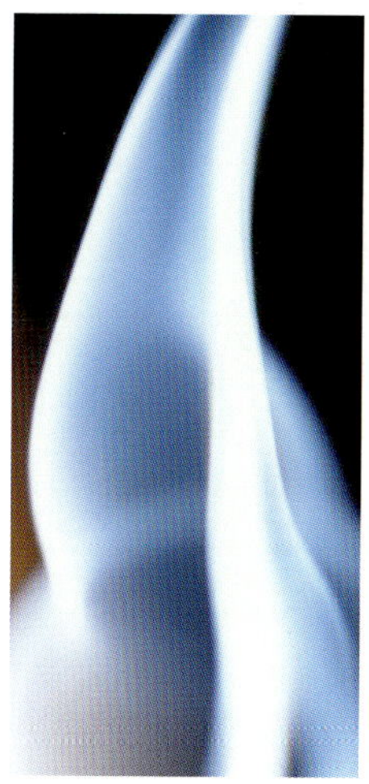

Weihrauch steigt zu den Göttern auf wie ein Gebet – ganz ersetzt werden die Wohlgerüche nie. Das Gebet wird später vielleicht wichtiger, verdrängen wird es die Wohlgerüche nicht. Im teilweise 5.000 bis 6.000 Jahre alten Gilgamesch-Epos mit Überlieferungen der Völker Mesopotamiens findet sich eine Passage über einen sagenhaften König von Uruk, in der die Verwendung von Wohlgerüchen geschildert wird.

Sieben und abermals sieben Räuchergefäße stelle ich hin, in ihre Schalen schüttete ich Süßrohr, Zedernholz, Myrte. Die Götter rochen den Duft, die Götter rochen den wohlgefälligen Duft, die Götter scharten sich wie Fliegen um die Opferer.

Gilgamesch-Epos

Die französische Psychologin und Duftforscherin Annick Le Guérer weist darauf hin, dass in kultisch/religiösen Handlungen Duftstoffe häufig gemeinsam mit Blut verwendet wurden und werden. Beides sind Träger des Lebens, Blut in Tieren und Menschen, Harze aus dem Lebenssaft der Pflanzen. Heilige Bäume, Steine oder Pfähle werden geschmückt, beräuchert und mit Salbölen und Opferblut getränkt.

In Ägypten brachten die Priester den Gottheiten jeden Tag drei Arten von Düften dar, abends das berühmte Kyphi, zu dem unter anderem Weihrauch, Myrrhe, Mastix, Kalmus, Wacholder, Kardamon, Feigenblätter, Honig und Wein gehören. Besonders wenn es um den Gott Ra ging, waren die religiösen Zeremonien mit Blutopfern verbunden, wobei Stiere mit wohlriechenden Kräutern und erlesenen Düften ausgestopft wurden, bevor man sie verbrannte. Der Tod war für die Ägypter mehr Übergang als Ende, die Verstorbenen wurden sorgfältig für das andere Sein vorbereitet – die Eingeweide entnommen, das Fleisch mit Salben und Mum-Wachs (daher die Bezeichnung Mumie) eingerieben, die Hohlräume des Körpers mit pulverisierter Myrrhe, Kassia und zahlreichen anderen Duftstoffen gefüllt. Je wohlhabender und höher gestellt der oder die Verstorbene, umso aufwändiger fiel die Einbalsamierung natürlich aus.

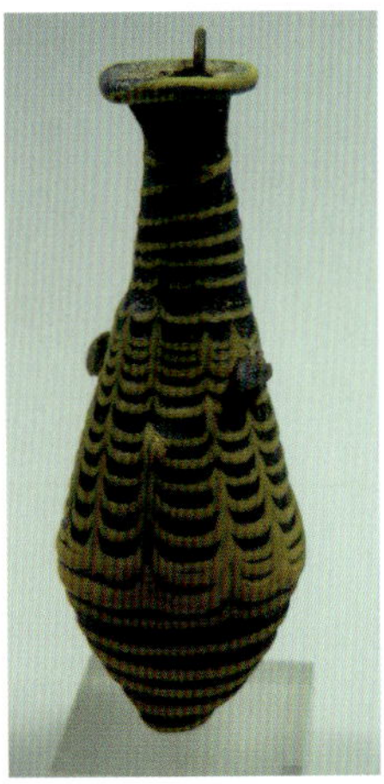

Alabastron aus dem östlichen Mittelmeergebiet, 2. bis 1. Jh. v. Chr.

Auch die Azteken haben ihre Menschenopfer, die Sonne und Mond nähren sollten, mit Gerüchen verbunden. Frauen, die der Göttin des Salzes geopfert werden sollten, gingen mit Blumen und Kränzen von duftendem Gras geschmückt in den Tod. Bevor sie, das Herz schon herausgerissen, ins Feuer gestoßen wurden, bestreute man ihr Gesicht noch mit wohlriechenden Substanzen.

Im Zentrum der jüdisch-christlichen Religion steht das Blut des Bundes. Der alte und der neue Bund mit Gott werden nicht nur mit Blut, sondern auch mit Wohlgerüchen besiegelt. Die Herstellung des heiligen Salböls wird im alten Testament im Buch Moses beschrieben. Dort sind Myrrhe, Zimt, Kalmus und Kassia angeführt. Die Verwendung war streng beschränkt auf die Salbung von Priestern, Propheten und Königen oder heilige Gegenstände für den Gottesdienst. Vor allem in der katholischen und ostchristlichen Liturgie und Religionsausübung spielen Salböle auch heute noch eine große Rolle. Das wertvolle Chrisam wird unter anderem für Firmung, Taufe und Priesterweihe verwendet. Zur Salbung von Kranken wird oft anderes, geweihtes Öl verwendet. Weihrauch und Myrrhe gehören zu den Gaben der Heiligen Drei Könige. Und in der heiligen Messe ist Blut als Wein zugegen, bei feierlichen Anlässen auch reichlich Weihrauch. Heute wie vor tausenden Jahren steigt er mit den Gebeten zu Gott empor.

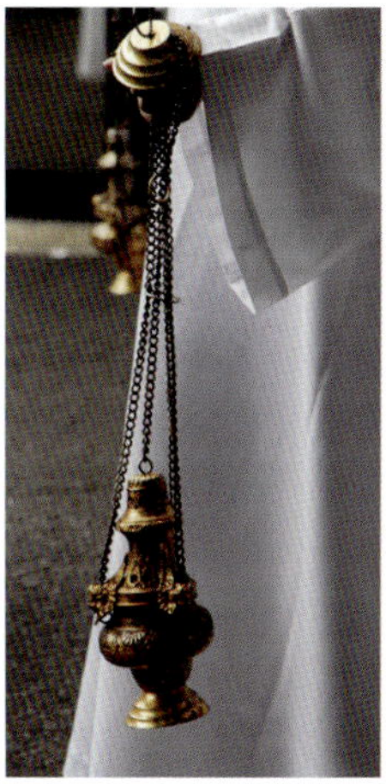

Der Duft des Räucherwerks stieg mit den Gebeten der Heiligen aus der Hand des Engels zu Gott empor. *Offenbarung, 8,4*

Weniger heilige Handlungen – Lust und Laster

Sehr bald wurden Wohlgerüche ganz profan auch zum Genuss- und Lustgewinn für Hautpflege und Kosmetik verwendet. Freilich war der persönliche Gebrauch von Duftstoffen eine luxuriöse Angelegenheit und damit privilegierten und höfischen Schichten vorbehalten. Unter reichen Leuten im alten Ägypten war es durchaus üblich, täglich zu baden und den Körper mit duftenden Salben und Ölen einzureiben.

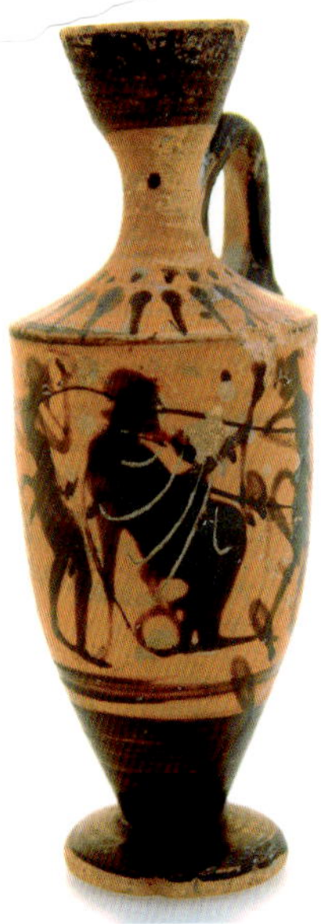

Antikes Ölfläschchen aus Griechenland, attische Periode.

Griechen und Römer sahen Düfte zwar ebenfalls als göttlichen Ursprungs an, entdeckten aber eine ganze Reihe sehr weltlicher Anwendungsmöglichkeiten für Duftstoffe, die auch aus Indien, China und Malaysien bezogen wurden. Der private Luxus boomte, sofern man es sich leisten konnte. Insbesondere die Männer des klassischen Griechenlands waren extrem eitel. Für Termine beim Friseur oder zur Probe neuer Salben und Parfums wurde fast alles andere verschoben. Sogar der angeblich in einer Tonne hausende Konsumverweigerer Diogenes von Sinope soll sich Vorräte wohlriechender Salben angelegt haben.

Auch wenn die eigentliche Spezialität der Römer in Sachen Wohlbefinden die Verfeinerung der Badekultur war, entwickelten sie auch den privaten Luxus wohlriechender Salben und Öle bis zum Exzess weiter. Höhepunkt war die Zeit der Kaiser Caligula und Nero. Aber schon Caesar war nicht nur selbst bestens versorgt mit wohlriechenden Substanzen, er vergönnte sie auch seinen Soldaten, was er mit den Worten verteidigte: „Meine Soldaten siegen, auch wenn sie parfümiert sind."

Nach dem Untergang des römischen Weltreiches brechen in Europa zwar eher ungewaschene Zeiten an, die im Großen und Ganzen bis gegen Ende des 18. Jahrhunderts anhalten. Die Nachfrage nach Duft- und Aromastoffen hält jedoch an. Der Bedarf an Gewürzen und Wohlgerüchen wird auch zu einem der Motive, die die europäischen Seefahrer im 15. Jahrhundert auf ihre Reisen ins Unbekannte treiben. Den „Seeweg nach Indien" sucht man nicht allein der Seide wegen.

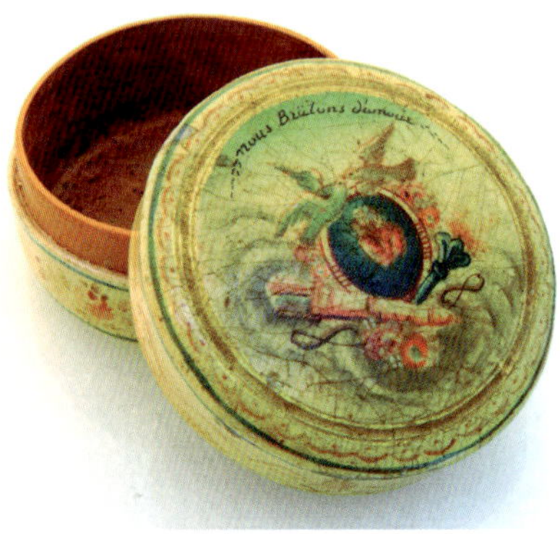

Düfte wurden in hübschen Behältnissen aufbewahrt (Frankreich, 18. Jh.).

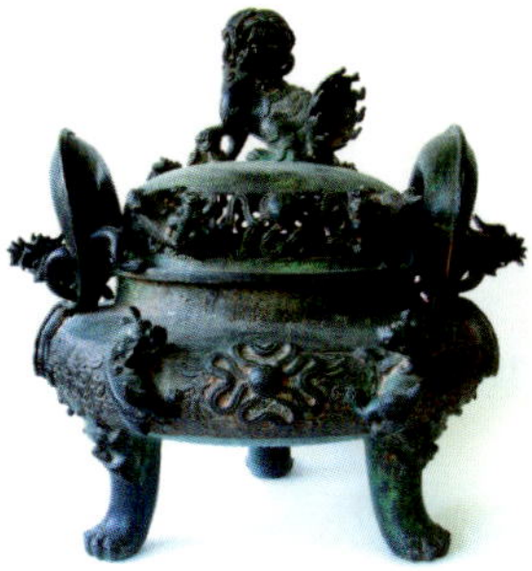

IMPORTE AUS FERNOST

Vor allem zwei Kulturkreise aus dem fernen Osten haben großen Einfluss auf die europäische Geruchslandschaft. Eine sehr alte Tradition in der Verwendung von Duftstoffen, sowohl für religiöse als auch private Zwecke, besitzt Indien. Bereits vor 5.000 Jahren verstand man es, Aromastoffe zu destillieren, wie ein im heutigen Pakistan gefundener perfekter Destillierapparat beweist. Diese Kunst geriet aber wieder in Vergessenheit und wurde erst 4.000 Jahre später von den Arabern neu entdeckt und entwickelt.
In China erlebt die Kultur von Duftstoffen erst im 2. Jahrtausend v. Chr. eine Hochblüte. In der Bronzezeit stellten Schamaninnen die Verbindung zwischen Menschen und Göttern her, selbst vorbereitet wie für einen Liebhaber: „Gebadet in heißem Orchideenwasser / Das Haar gewaschen in Düften / Gekleidet in viele Blumenfarben / Wie die schönste aller Blüten". In der chinesischen Sprache gehen geruchsbezogene und ästhetische Begriffe ineinander über, so bedeutet „duftend" gleichzeitig auch „hübsch". Düfte wurden vor allem als Räucherstäbchen verwendet. Von China übernommen wurde unter anderem die Verwendung von Moschus.

Die Mühen der abendländischen Philosophen

Dass der Geruchssinn in den verschiedenen Phasen der Entwicklung des Menschbildes am Weg der europäischen Zivilisation von der Antike bis heute von den Philosophen zeitweise schwer unterzubringen war, ist verständlich. Von naturwissenschaftlichen Entdeckungen begeistert, von geistigen Entwicklungen fasziniert, von spiritistischen Tendenzen gefangen genommen schieben sie den Geruchssinn zeitweise fast völlig beiseite. Im Vergleich zu anderen Sinnen ist der Geruchssinn ja wirklich schwer fassbar, er ist subjektiv und „animalisch", emotional und schwer kontrollierbar, flüchtig und gleichzeitig nachhaltig prägend, ganz offensichtlich nützlich und bei fortschreitendem Zivilisierungsgrad dann anscheinend nicht mehr so notwendig wie in „ursprünglicheren" Lebensformen. Dementsprechend viele widersprüchliche Auffassungen, Interpretationen, Wertungen ziehen sich durch die Geschichte.

Über Geruch und Geruchsorgan ist weniger leicht zu reden. Denn was der Geruch sei, ist nicht so klar wie bei Ton oder Farbe. Ursache davon ist, dass dieses Wahrnehmungsorgan bei uns nicht so genau ist und schlechter als bei vielen Tieren. Denn nur mangelhaft kann der Mensch riechen und er riecht kein Riechbares, ohne Unangenehmes oder Angenehmes dabei zu empfinden, da eben dieses Organ nicht genau ist.

Aristoteles: Von der Seele

In der westlichen Zivilisation wird – phasenweise zumindest – die Abstraktion zur höchsten Form der Erkenntnis. Damit geht eine zunehmende Wertschätzung der „theoretischen" Sinne Sehen und Hören einher. Am höchsten eingestuft werden die Erkenntnisse, die in Zusammenhang mit dem visuellen Sinn gewonnen werden. Den „niederen" Sinnen Riechen, Schmecken und Tasten wird kaum oder gar kein Erkenntniswert zugebilligt.

Aber es hat in der Philosophie fast immer verschiedene Sichtweisen gegeben. Schon in der Antike war man sich nicht einig. Während Aristoteles den Erkenntniswert des Geruchssinns nicht besonders hoch einschätzte, machte Lukrez keine Unterschiede zwischen den Sinnen. Der sich abzeichnende Gegensatz zwischen Körper und Geist verschärfte sich im frühen Christentum und führte zu einer Abwertung bis Verurteilung olfaktorischer Genüsse. Alles, was dem Leib huldigte, wurde zur Schranke zwischen Gott und den Menschen. So zumindest die vorherrschende Lehre. Aber bei Thomas von Aquin zumindest finden sich keine abwertenden Äußerungen zu Leib oder Geruchssinn.

Vom 14. bis zum 16. Jahrhundert etwa trat die philosophische und erkenntnistheoretische Betrachtung des Geruchssinns eher in den Hintergrund. Man hatte andere Sorgen in der Zeit der großen Seuchen. Gerüche spielten dabei zwar eine herausragende Rolle, aber als vermutete Verursacher der Pest – und bei Behandlungsversuchen.

In der Renaissance machte man sich ebenfalls wenig Gedanken über Rangordnung und Zuständigkeit der einzelnen Sinne. Sie alle wurden als kostbare Werkzeuge des Erkennens und Genießens erachtet. Doch bald wendete sich das Blatt. Ab etwa dem 17. Jahrhundert wurde den Sinnesempfindungen die Eignung abgesprochen, über die wahre Natur der Dinge Auskunft geben zu können. Sie waren bloß nützlich. Den oft trügerischen Schein konnte nur eine Prüfung durch den Geist durchdringen. „Cogito ergo sum", sagte René Descartes, einer der Paraderationalisten. In der katholisch-religiösen Ausprägung kam die Askese dazu, die bei den Spiritualisten in einer extremen Körperfeindlichkeit kulminierte.

Relativ bald wurden die Sinnesorgane aber wieder rehabilitiert. „Urteilen heißt empfinden", Erkenntnis leitet sich letztlich aus Sinneseindrücken her, sagten die Sensualisten, angefangen mit John Locke. Étienne Bonnot de Condillac, Denis Diderot, Jean-Jacques Rousseau – sie alle schätzten den Wert der Sinnesorgane für die Erkenntnisfähigkeit des Menschen hoch ein. Denn die Betätigung der Sinnesorgane bestimme die Entwicklung der Vernunft. Der Sensualismus hatte großen Einfluss auf ein Mammutprojekt der Geistesgeschichte, das jetzt begann: die Aufklärung.

Es war auch das Jahrhundert Immanuel Kants, aber dieser Gigant der abendländischen Philosophie bezeichnete den Geruchssinn als undankbarsten und entbehrlichsten aller Sinne. Seine geradezu leidenschaftliche Abwertung der Nase und ihrer Empfindungen machte ihn für eine Reihe von Autoren kulturhistorischer Abhandlungen zum Lieblingsbeispiel für Sinnesfeindlichkeit. Dass für Kant auch andere als philosophische Überlegung eine Rolle gespielt haben könnten, wäre zumindest denkbar. Er fand nämlich, dass Freiheit und Geselligkeit durch Gerüche beeinträchtigt werden. Es könnte ja durchaus sein, dass Kant mit seinen Äußerungen über Parfums auch heute so manchem aus der Seele spricht.

Der, welcher sein parfümiertes Schnupftuch aus der Tasche zieht, traktiert alle um und neben sich wider ihren Willen und nötigt sie, wenn sie atmen wollen, zugleich zu genießen; daher es auch aus der Mode gekommen ist.

Immanuel Kant

Feuerbach wiederum war der Überzeugung, dass Universalität und Freiheit des Menschen nicht allein das Werk der Vernunft, sondern des ganzen Wesens sind und hob jede Sinneshierarchie auf. Nietzsche war überhaupt ein großer Freund des Geruchssinns, und zwar wohl deshalb, weil ihm der Geruchssinn in seiner Ursprünglichkeit als Werkzeug seiner Kritik an Idealismus und Christentum diente. Er war der Ansicht, dass die Zähmung der Instinkte den Menschen ins Verderben führt und das „schlechte Gewissen" mit sich bringt.

Vertreibung der Gerüche aus den Städten

Wenn nun die Bewertung von Gerüchen zum allergrößten Teil kulturell bestimmt ist, verändert sich diese natürlich auch mit der Zeit. Vieles, was wir heute als Gestank bezeichnen, wurde wohl früher auch als solcher betrachtet und zu vermeiden oder zu bekämpfen versucht. Aber es war ein viel selbstverständlicherer Teil des Lebens als heute. Und wie erfolgreich man bei der Bekämpfung übler Gerüche war, wurde von vielen Faktoren bestimmt, unter anderem verfügbare Technologien und Größe der Städte. Gerade diese waren nach heutigen Begriffen olfaktorische Desaster. Je größer sie wurden, umso mehr. Im 18. Jahrhundert setzten dann Entwicklungen ein, die zu einer Vertreibung des Gestanks aus den Städten führten: Die zunehmend panische Angst vor krankmachenden Miasmen, wachsendes Wissen über die Bedeutung der Hygiene (siehe Kapitel 4), bis zu einem gewissen Grad politisch/gesellschaftliche Umwälzungen und nicht zuletzt technische Entwicklungen veränderten die Geruchslandschaft der Städte von Grund auf.

Die Angst vor üblen Gerüchen steigerte sich bis zur Panik und Hysterie, bestärkt durch die im Anschluss an erste Analysen der Luft wieder auflebende Miasmentheorie, die den Gestank an sich zur Bedrohung für Leib und Leben machte. Der Historiker Alain Corbin schildert in seiner klassischen Studie „Pesthauch und Blütenduft" zahlreiche Beispiele aus der Zeit. Etwa, wie sich am 23. März 1783 die größten Kapazitäten aus Medizin und Chemie treffen, um ein neues antimefitisches Mittel zu testen, das üble Gerüche zerstören und Miasmen binden können sollte. Eine Art Essig war es übrigens. Die Senkgrube vor dem Hôtel de la Grenade in Paris sollte gereinigt werden. Dabei erlitt einer der Kanalräumer einen Erstickungsanfall, stürzte in die Kloake, konnte noch geborgen werden, war aber „dem Tod geweiht". Dafür mag es Erklärungen geben. Bezeichnend ist das Schicksal eines gewissen Monsieur Verville, der sich über den Kanalräumer beugte und dabei Luft aus dessen Mund einatmete. „Ich bin tot", rief Monsieur Verville aus und fiel ohnmächtig um. Sein Mund füllte sich mit Schaum, der Körper wurde steif und dann wieder von Anfällen geschüttelt. Der unglückliche Verville kam zwar wieder zu sich, blieb aber noch sehr lange leidend. Denn das übertragene Kloakengas wirkte noch furchtbarer als der Dunst in der Kloake selbst.

Die Suche nach Lösungen wurde immer dringlicher. Erlässe, die seit Jahrhunderten zur Besserung der hygienischen Situation in den Städten herausgegeben worden waren, hatten

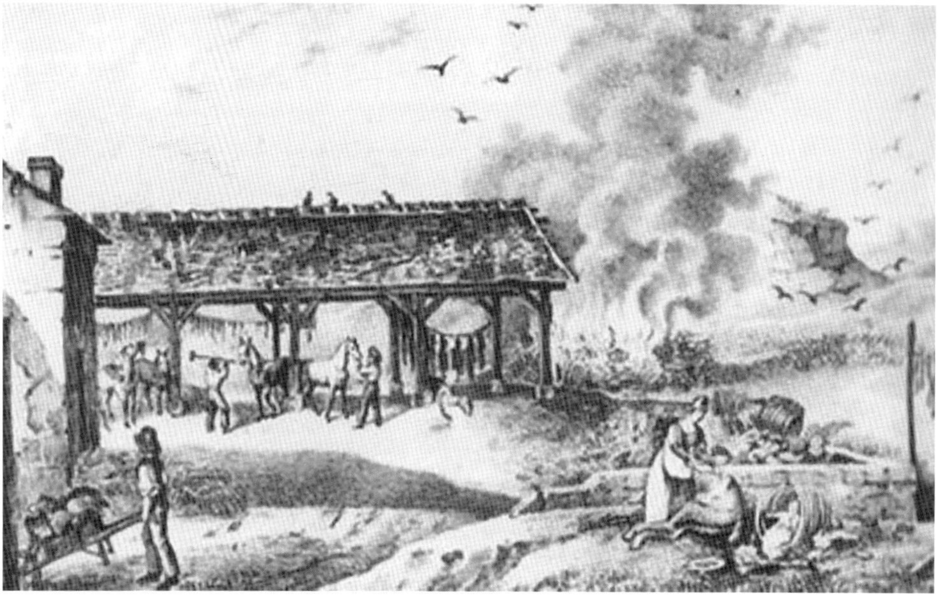

Schindanger waren Quellen übler Gerüche.

keine nachhaltige Besserung gebracht. Dass Tiere nicht in Häusern zu halten oder Fäkalien nicht auf die Straße zu entsorgen waren, blieben fromme Wünsche der Obrigkeit. Noch immer – oder bedingt durch die Zunahme der Bevölkerung immer mehr – waren die Straßen mehr oder weniger Kloaken, voll Unrat, der Boden durchtränkt von Exkrementen und Jauche. Man bedenke, dass sich in größeren Städten auch Zigtausende Pferde, Hunde und andere Tiere aufhielten. Der Rauch unzähliger Herdfeuer lag über der Stadt. Dazu Staubwolken oder Schlammpfützen, je nach Wetter. Nun wurden die Straßen mit immer besseren unterirdischen Abwasserkanälen versehen und gepflastert. Gehsteige wurden angelegt. Manufakturen, Gerbereien, Färbereien und Schlachthäuser vor der Stadt angesiedelt. Schindanger und Abdeckereien wurden ebenfalls möglichst verlegt, Friedhöfe, lange gefürchtete Miasmenquellen, weit vor die Stadt verbannt – teilweise war damit schon während der großen Pestepidemien begonnen worden. Die Hospitale, „Lieblingshöllen krankheitserregender Gerüche", wurden zwar langsam, aber doch, zu weniger gesundheitsgefährdenden Orten. Kalk, Eisen-

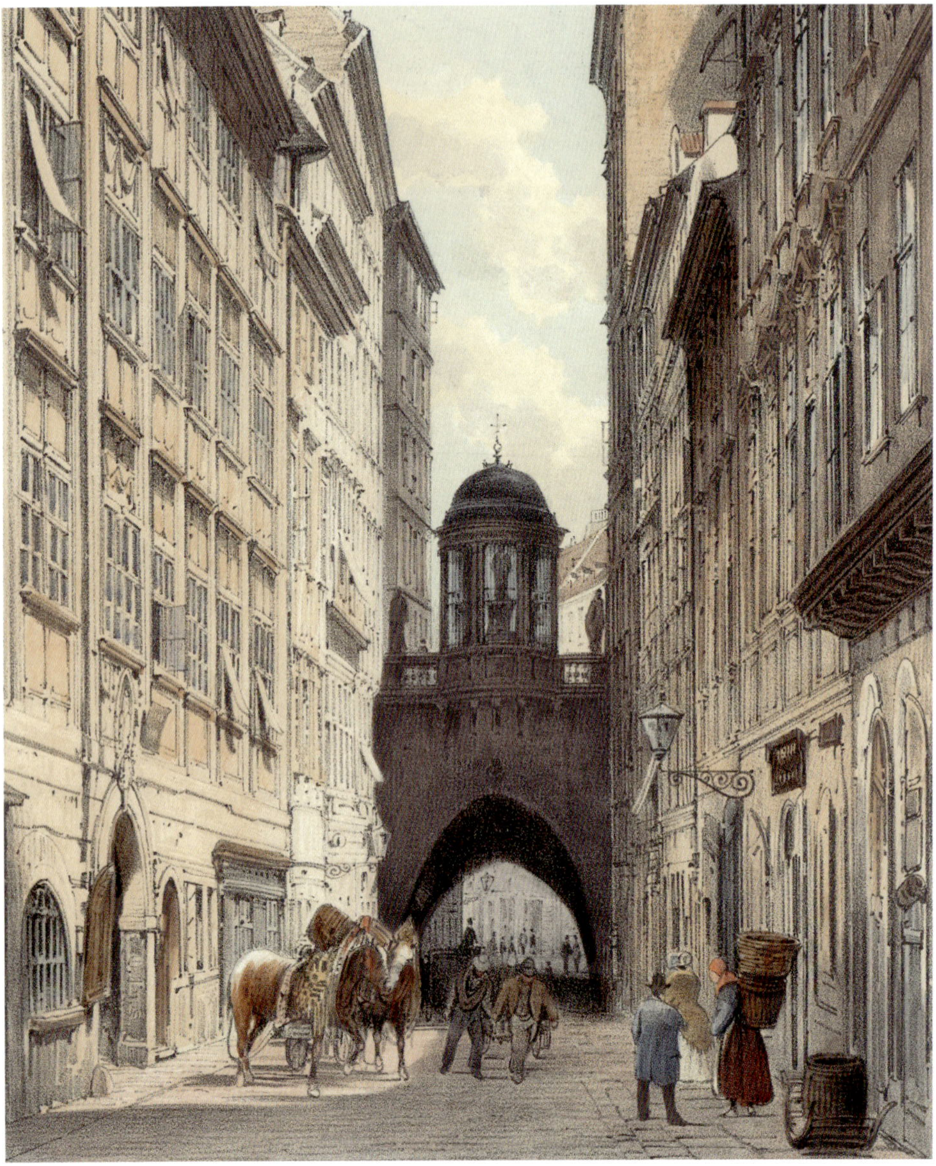

vitriol und Carbolsäure wurden in großem Maßstab zur Desinfektion und Beseitigung von Gerüchen verwendet.

Diese städtebauliche Revolution fand in allen großen Städten statt, wobei Wien in mancher Hinsicht eine Vorreiterrolle einnahm, nachdem die Zustände zuvor noch schlimmer waren und die Sterblichkeit noch höher als in anderen Metropolen. Aber nach der Choleraepidemie 1830 wurde umgehend und gründlich mit dem Bau von Sammelkanälen begonnen, die der Historiker und Stadtforscher Peter Payer in einer Kulturgeschichte der Gerüche Wiens beschreibt. Der „Cholerakanal" entlang des Wienflusses war der erste dieser Art, bald folgten Paris, London, Berlin. Wien wurde auch für das seit 1826 verwendete Straßenpflaster aus Granitwürfeln berühmt. Ab 1873 erleichterte die erste Hochquellwasserleitung die Reinigung der Straßen wesentlich. Man versuchte, die Luftströme in den Städten zu beherrschen, verbreiterte die Straßen, schleifte Befestigungswälle, baute Springbrunnen – und bald auch öffentliche Bedürfnisanstalten.

Die Verrichtung der Notdurft wurde zwar schon seit etwa dem 16. Jahrhundert zunehmend mit Scham und Peinlichkeit belegt und ins Private gedrängt. Aber was sollte ein Besucher der Stadt mangels privater Lokalität tun? Zwar hatte die Reinlichkeitspolizei (!) an bestimmten Straßenecken eigens Fußplatten – Vorläufer des Pissoirs gewissermaßen – anbringen lassen, damit die Geruchsbelästigung sich wenigstens auf einige wenige Stellen beschränken sollte. Nur hielt sich kaum jemand daran. Außerdem waren in Wien auch Buttenmänner und Buttenweiber unterwegs. Gegen ein kleines Entgelt konnte man sich in die Butte erleichtern, vor neugierigen Blicken durch einen weiten Mantel geschützt. Abends wurde der Inhalt der Butten auf den Feldern außerhalb der Stadt verteilt. Die „öffentlichen Anstandsorte" und Pissoirs fanden letztlich dann aber schon mehr Anklang als die Butten.

Reinlichkeit und Wohlgeruch als Bürgerpflicht

Wohnungen und Häuser wurden gelüftet und vor allem so gebaut, dass sie gelüftet werden konnten. Außerdem wurden die Zimmer nach Funktionen getrennt und mit Wohlgerüchen versehen. Immer vorausgesetzt, man konnte es sich leisten. Abgesehen von angenehmeren Gerüchen und tatsächlich hygienischeren Verhältnisse brachte das auch eine Reduktion des Schimmelbefalls mit sich – ein nicht zu unterschätzender potenziell krankmachender Mitbewohner, der heute mit perfekt schließenden Fenstern und hermetisch dichtenden Materialen wieder in die Wohnungen zurückkehrt.

Nicht nur die Städte und Wohnungen, auch der Körper wurde desodoriert. Die Vertreibung der üblen Gerüche aus den Städten fiel mit dem Aufstieg des Bürgertums zusammen. Das Bürgertum verinnerlichte die neue Geruchskultur wie sonst kein Teil der Gesellschaft. Im 19. Jahrhundert wurde der Geruchssinn zu einem der bestimmenden Faktoren der Erziehung. Die „gute" bürgerliche Erziehung war vor allem auch eine Erziehung zur Reinlichkeit – eine Bürgerpflicht wie die Gesundheitsvorsorge. Reinlichkeit und wohldosierter bis ritualisierter Einsatz von Düften zementierten die neue Ordnung. Die olfaktorische Empfindsamkeit des Bourgeois unterstrich und markierte seinen Platz in der gesellschaftlichen Hierarchie. Die Angst vor krankmachenden Miasmen wurde durch den Ekel vor dem „Gestank der Armut" ersetzt.

Dass die Vertreibung des Gestanks in den Städten mit dem Aufstieg des Bürgertums zusammenfiel, kann natürlich auch aus anderem Blickwinkel betrachtet werden, wie Payer zusammenfasst: Konkrete Verbesserungen im Bereich der Gesundheit und damit des Gestanks wurden erst mit der Abkehr von der absolutistischen Herrschaft und der Hinwendung zu rechtsstaatlichen Prinzipien und der Emanzipation der bürgerlichen Gesellschaft möglich.

(Körper)Geruch und „animalischer" Gebrauch des Geruchssinns galten als Kennzeichen „wilder" Völker oder besonders deutlich abgegrenzter, geächteter sozialer Gruppen. Etwa die Bewohner des Pariser Vororts Montfaucon mit seinen Abdeckereien und dem Schindanger, wo Zehntausende Pferde jedes Jahr geschlachtet wurden. Eine „Ungeheuerlichkeit", eine Gefahr für Gesundheit und Moral gleichermaßen. Abgrenzung und Abneigung auf olfaktorische und sozialer Ebene wiederholen sich vielfach bis heute.

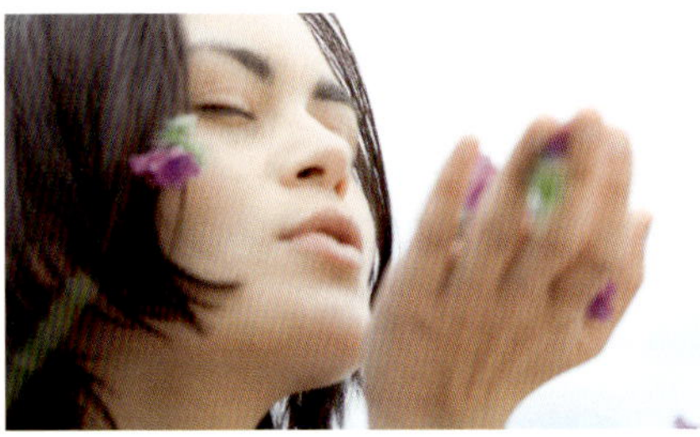

Frühling lässt sein blaues Band
Wieder flattern durch die Lüfte
Süße, wohlbekannte Düfte
Streifen ahnungsvoll das Land

Eduard Mörike

Die subversive Kraft des Geruchssinns

Normen provozieren natürlich Provokation. Nicht jeder wollte den bürgerlichen Sittenkodex übernehmen, so gut er sich mit Zivilisationstheorien auch herleiten und erklären ließ. Und in der Provokation brach sich der Geruchssinn wieder seine Bahn. Der „animalische" Teil des Menschen ließ sich nicht zum Schweigen bringen. Gerade schambelegte Gerüche wurden angesprochen, hervorgeholt und der Bourgeois damit konfrontiert. Bevorzugt zielte der Spott auf die neuen Schwellen des Ekels, Exkremente und andere Ausscheidungen.

So wetterte der junge Gustave Flaubert gegen die „guten Manieren", besonders auch, was den Sittenkodex im Umgang mit Gerüchen betrifft. Er fragte, woher denn wohl die Vorliebe vieler ordentlicher Bürger für einen „unanständigen und geilen" Umgang mit Frauen komme, die sich einer deftigen Sprache bedienen und nicht gewillt sind, ihre physiologischen Bedürfnisse zu unterdrücken. Und Flaubert war auch ein wunderbares Beispiel für die Ambivalenz bei Geruchsbewertungen: Eine intensivere Begegnung mit dem „Geruch der Proletarier" in einem öffentlichen Verkehrsmittel reichte schon aus, um ihm eine schlaflose Nacht zu bescheren.

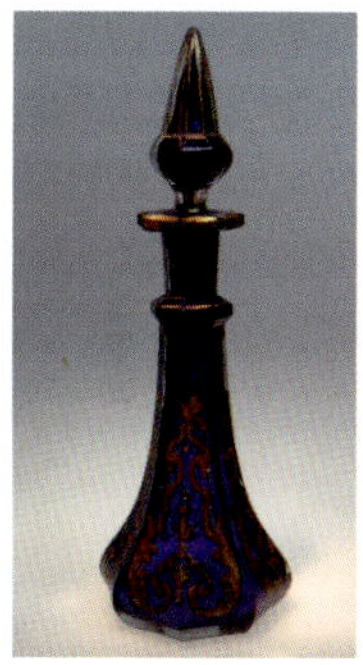

Nietzsche führte seine Kritik an der herrschenden Ordnung mit Hilfe des ursprünglichen Geruchssinns, der freudianisch-marxistische Denker Herbert Marcuse sah im unterdrückten Geruchssinn ein beträchtliches subversives Potenzial. Die Unterdrückung olfaktorischer Genüsse diene der sozialen Herrschaft. Würden sich die Nahsinne Riechen, Schmecken und Tassen frei entfalten können, würde der Organismus einem beträchtlichen Maße erotisiert werden – was dann die Nutzbarkeit des Individuums als Arbeitsinstrument beeinträchtigen würde.

Es ist erstaunlich, dass Freud selbst dem Geruchssinn so wenig Bedeutung beimaß. Er beschränkte sich auf die Feststellung, dass die Zurückdrängung des Geruchssinns als Tribut an den Kulturprozess zu sehen ist – womit er ja beileibe nicht alleine stand. Mit Triebverzicht und Abkehr von archaischem Sexualverhalten habe dieser animalische Sinn eben an Bedeutung verloren. Dass Freud dem Geruchssinn so wenig Beachtung schenkte, könnte schlicht und einfach damit zu erklären sein, dass er an einer ausgeprägten Einschränkung des Riechvermögens gelitten haben dürfte, wie der Geruchsforscher Avery Gilbert vermutet.

Desodoriert, desinfiziert, parfümiert

Ganz offensichtlich erleben wir heute eine Renaissance der Gerüche. Aber nutzen wir auch schon das ganze Potenzial des Geruchssinns? Wird unser Umgang mit Gerüchen der umfassenden Bedeutung dieses Sinnes für den Menschen eigentlich gerecht?
Die Desodorierung ist heute bis zur Perfektion – oder Perversion – weitergeführt. Desodorierung reicht nicht mehr, es muss möglichst eine Desinfizierung sein in Situationen, wo sie jeder rationalen Begründung entbehrt. Körperpflege-, Wasch- und Reinigungsmittel, alle wirken desinfizierend. Ein Trend, der Medizinern einiges Unbehagen bereitet, denn damit werden Resistenzen bei Krankheitserregern gefördert und vielen Hinweisen zufolge auch das Auftreten von Allergien. Nicht von ungefähr gibt es vor allem bei Kosmetik- und Körperpflegeprodukten auch einen Trend zu parfumfreien Linien.

Darüber hinaus sind wir von einer Flut mehr oder weniger gelungener Duftkreationen umgeben. Es gibt fast nichts, das nicht riecht – aber in Wirklichkeit riecht fast nichts mehr so, wie es eigentlich riecht. Für das Zuhause gibt es Waldluftsprays, Geruchsneutralisierer, Raumluftverbesserer und so weiter. Die Sanitärräume sind ohnehin Pflichtlokalitäten für Geruchsverbesserer aller Art, egal ob Toilettenspray, Duftstein oder parfümiertes Klo-Papier. Kein Waschmittel kommt ohne Blütenduft aus, die „Maifrische" oder der „Wiesenduft" steht auf jeder Packung und der spezielle, ganz besondere Duft darf natürlich auch beim Weichspüler nicht fehlen. Jeder Haushaltsreiniger riecht nach Rosen, Gänseblümchen oder Gras, ein duftfreies Putzen ist nahezu unmöglich und würde uns heute schon irgendwie verstören. Bei Pflegeartikeln aller Art ist die Geruchsbeigabe sowieso selbstverständlich: Es gibt kaum eine Seife ohne Aroma, kein Duschgel oder Haarshampoo ohne Duft. Auch Papiertaschentücher, Babywindeln, Feuchttücher duften, Lippenstifte und Hautcremes natürlich auch, Bodenwachs und Farben ebenso.

Der Geruch liefert schon seine Formeln der Erkenntnis in der Mischung von Düften … Die Seele schwimmt mit ihm in einem vielartigen Äther, den sie, wie Dissonanzen, leicht auflöset und in eins, die Natur ihres feinen Organs, verwandelt. Daher ist der Geruch so stärkend und ruft die Lebensgeister wieder: die Seele fühlt sich in ihm gleichsam in der Mittleregion zwischen Geist und Körper mit einer angenehmen Formel des Erkennens beschäftigt.

Johann Gottfried Herder

Wir sind überflutet von den Dingen übergestülpten Gerüchen, nicht zu vergessen von zugesetzten Aromen in sehr vielen Lebensmitteln. Sind wir endlich „Herr unserer Sinne"? Oder ist die Wahrnehmung und Bewertung von Gerüchen fremdbestimmt durch das, was uns vorgesetzt wird an künstlicher Aromatisierung? Vertrauen wir unseren Sinnen? Oder betäuben wir sie mit künstlichen Aromen? Wollen wir die Welt eigentlich so wahrnehmen wie sie wirklich ist beziehungsweise riecht? Schaffen wir nicht eine künstliche Welt? Wie sieht es mit unserer Wahrnehmungsfähigkeit, mit unserer Unterscheidungsfähigkeit und damit unserer Kritikfähigkeit aus?

Sind wir in unserer Selbstwahrnehmung beim Körper angekommen? Oder in den Körper geflüchtet? Nach dem „Cogito ergo sum" beim „I sense therefore I am"? So lautete nämlich der Werbeslogan für ein italienisches Parfum vor einigen Jahren, auf den die Wiener Philosophin Mâdâlina Diaconu hinweist. Werbung in ihrer Verknappung trifft mitunter die Stimmung der Zeit wie in einem Brennglas, ganz exakt. Der Körper als neuer Gral.

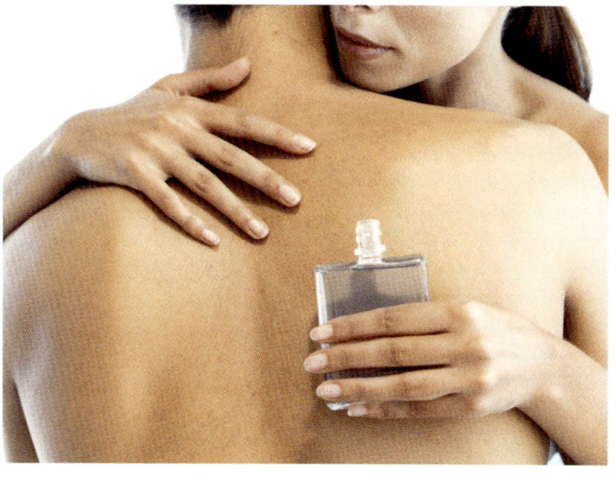

Auf der anderen Seite stehen ganz handfeste Befunde, dass wir eben nicht Herr unserer Sinne sind – mit dem Fokus auf dem Geruchssinn und seinen „niederen" Verwandten Schmecken und Tasten. Wir sind es offenbar insofern nicht, als wir die Welt nicht bewusst damit so wahrzunehmen versuchen, wie sie ist. Das Erkenntnispotenzial dieser Sinne wird offenbar nicht ausgeschöpft. Das Wohlfühlpotenzial schon eher. Immer wieder wird von einer „Anästhesie" der Sinne Riechen, Schmecken und Tasten gesprochen. Von einer „Unterentwicklung", die eine Sensibilisierung durch Schulungen und Training sinnvoll erscheinen lässt. Zwar hat schon Aristoteles bemängelt, dass die Leute ihre Sinne so wenig zu nutzen wissen. Dass es heute auch so ist, lässt sich zumindest in zwei Bereichen exemplarisch feststellen. In der Kunst und beim Essen.

MENSCH UND MIKROBEN – ES GEHT AUCH FRIEDLICH

Mikroorganismen begleiten alle Lebewesen, so auch den Menschen seit Anbeginn. Viele davon sind einfach da, ohne zu schaden, viele sind nützlich, viele brauchen wir unbedingt – zum Training für das Immunsystem, als Schutzwall vor pathogenen Keimen und anderes mehr. Auf der Haut leben fast so viele Mikroorganismen wie Menschen auf der Erde, und das ist auch gut so. Gemeinsam mit dem Sekret der Schweißdrüsen schaffen sie das für viele pathogene Keime abschreckende saure Milieu. Wird die Hautflora durch Antibiotika zerstört, wird die Bahn frei für Hautpilze, und das kann sehr unangenehm werden. Ohne Bakterien im Darm hätten wir nicht nur mit der Verdauung Probleme.
Es ist weder möglich noch der Versuch sinnvoll, die Umgebung „keimfrei" halten zu wollen. Desinfektion immer und überall führt zur Ausbildung resistenter Keime, die dann wirklich problematisch werden können. Außerdem gibt es gute Gründe für die Annahme, dass die Verbreitung von Allergien nicht zuletzt damit zu tun hat, dass das Immunsystem immer weniger gefordert wird (Hygiene-Hypothese).

Geruchssinn und Kunst

Das Privileg, „Kunst" schaffen zu können, wird klassischerweise nur dem Seh- und dem Gehörsinn eingeräumt. Den Experten in Sachen Ästhetik zufolge sind Riechen, Schmecken und Tasten nicht „kunstfähig", weil in ihrer Erfahrung nur der Nähe-Moment erlebt würde und der Kunstgegenstand vom „Betrachter" unter Umständen gar einverleibt. Als schwierig bis unmöglich erweisen sich in der Tat Archivierung, Vervielfältigung, Dauerhaftigkeit und teilweise auch Reproduzierbarkeit.

Tatsächlich beteiligt und nicht durch Gefäße oder Symbole dargestellt sind Düfte in sogenannten Gesamtkunstwerken wie Gartenkunst, Architektur oder Stadtplanung. Die Geruchslandschaft in einem Garten oder einer Stadt trägt wesentlich zum Gesamteindruck bei, wird meist aber unbewusst wahrgenommen. Experimente mit Gerüchen als Ergänzung zu anderen Kunstformen wie Theater, Ballett oder Film werden seit langem immer wieder unternommen, oft mit großem persönlichem Engagement, waren aber weder sonderlich erfolgreich noch langlebig. Anfang des 20. Jahrhunderts wurde bei Stummfilmen mit Gerüchen experimentiert, in den 1950er Jahren erlebte das Duftkino eine kurze Blüte. Vor kurzem erst wurde im Guggenheim Museum in New York eine Duft-Oper „Green Aria" aufgeführt. Angedacht, aber nie realisiert wurden elektronische Verbreitungsverfahren wie ein Duft-TV. Multisensuelle Kunstprojekte – ob dabei der Geruchssinn nun im Mittelpunkt steht oder nicht – sind relativ dünn gesät, wenn auch durchaus präsent. Besonders die provokanteren wie eine Installation der norwegischen Künstlerin Sissel Tolaas mit Angstschweiß von Männern – die bezeichnenderweise „Fear of Smell – the Smell of Fear" heißt – finden jenseits experimentierfreudiger Kunstfreunde eher wenig Anklang.

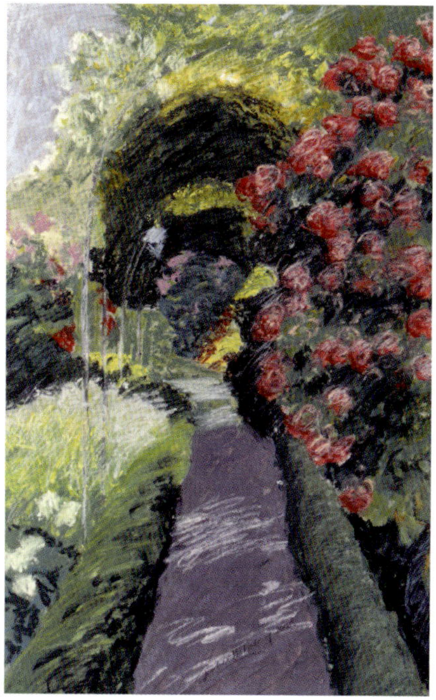

Schön ist die Rose,
schöner scheint sie noch
Durch jenen süßen Duft,
der in ihr lebt. William Shakespeare

Mit Gerüchen lässt sich eben gut provozieren, was zum Beispiel Sissel Tolaas auch macht, wenn sie zum eleganten Kleid den Duft „männlicher Angstschweiß" trägt. Oder verschiedene Gerüche Berlins einfängt und in Flakons abfüllt. Die Geruchslandschaft von Städten ist seit einiger Zeit überhaupt relativ beliebt als Thema mehr oder weniger ernst gemeinter künstlerischer Ansätze. Der Blog Gawker bastelt an einer New York City Subway Smell Map, die naturgemäß auch Gerüche anführt, von denen man nur hoffen kann, dass sie verflogen sind, sollte man je dort vorbeikommen.

Die Stadt Wien steht derzeit im Mittelpunkt eines Forschungsprojekts der Philosophin Mădălina Diaconu und eines interdisziplinär zusammengesetzten Teams von Wissenschaftern, das Möglichkeiten des Tast- und Duftdesigns untersucht. Zuerst wird untersucht, welche Gerüche und Tastmaterialien die Sinneslandschaften verschiedener Plätze und Orte der Stadt – Parks, Gärten, öffentliche Verkehrsmittel, Kaffeehäuser, Geschäfte, Spielplätze – ausmachen und wie sie von den Menschen bewertet werden. Anhand der Ergebnisse sollen Architekten, Stadtplaner, Gartengestalter und Designer besser auf ein Tast- und Duftdesign eingehen können.

Wie gar nicht so wenige Künstler und Philosophen spricht sich Diaconu für eine ästhetische Theorie aus, die alle Sinne einbezieht. Es geht ihr darum, „in bislang vernachlässigten Randgebieten im Namen einer holistischen Auffassung des Menschen zu verweilen“. Riechen, Schmecken und Tasten – so der Tenor – sei in der westlichen Zivilisation zweifach „anästhesiert“ worden. Zum einen durch die Bemühungen der Sittenlehre, die Erfahrungen durch diese Sinne zu beschneiden und in den Bereich des Privaten zu verbannen. Zum anderen durch die Betrachtung dieser Sinne als „bloß angenehm“ und nicht „ästhetisch“.

Eine Steigerung der Sensibilität und des sinnlichen Gespürs sollte letztlich zu einem besseren Unterscheiden und Differenzieren führen – und damit zu einer besseren Fähigkeit, kritisch zu sein. Voraussetzung dafür ist eine möglichst umfangreiche Sinneserziehung. Aber wie auch Diaconu feststellt: Diese Aufgabe steht uns im Fall der Olfaktorik noch bevor.

Einer selbstständigen Kunstform der Düfte kommt derzeit wohl die Parfumerie am nächsten. Von der hochoffiziellen Kunsttheorie zwar nicht als solche anerkannt, erheben Parfumeure sehr wohl den Anspruch der Ästhetik und auch der Kunst in ihren Produkten. Parfums können sehr wohl als Form und damit als Kunst betrachtet werden, nur dass die Form eben durch die Nase wahrgenommen wird. Die Arbeit eines Parfumeurs beruht, so wie die anderer Künstler auch, auf dem Zusammenspiel von Erfahrung, Phantasie und technischen Kenntnissen. Ein Parfum drückt sowohl die Individualität des Parfumeurs aus als auch einen bestimmten kulturhistorischen Stil, zum Beispiel durch die in den 1940er Jahren entwickelte Struktur mit Kopf-, Herz- und Basisnote.

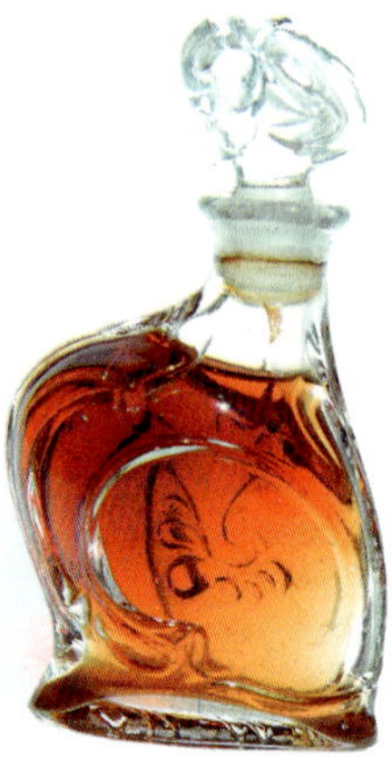

Flakon aus Frankreich um 1900.

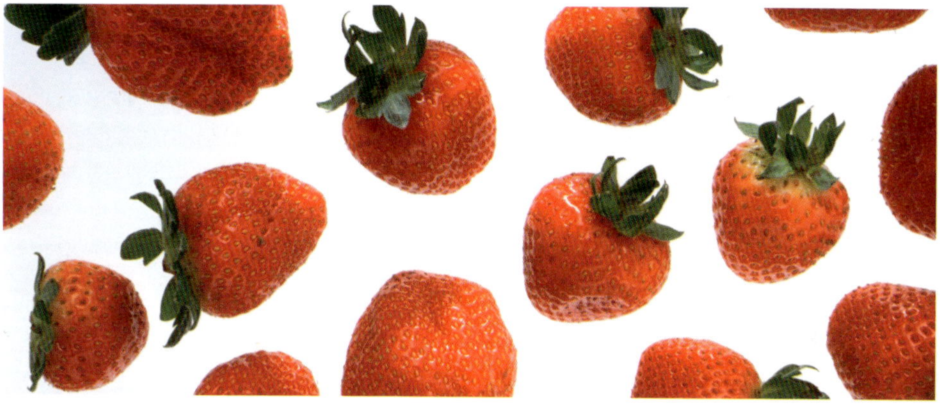

Riechen und Essen – Plädoyer für den Genuss

Jeder Schnupfen mit einer ordentlich verstopften Nase macht einem klar, dass Essen ohne Nase eine sehr fade Angelegenheit ist. Wenn wir davon sprechen, wie gut etwas „schmeckt", stimmt das ja eigentlich nicht so ganz. In Wirklichkeit geht es mehr darum, wie gut etwas „riecht". Denn die von den Geschmacksknospen auf der Zunge aufgenommenen Informationen machen nur 10 bis 20 Prozent des „Geschmacks"-Eindrucks aus. Der weitaus größere Teil entsteht über die Riechzellen in der Nase, wenn die Speisen im Mund zerkleinert, verteilt und eventuell erwärmt werden, und die Aroma- beziehungsweise Duftstoffe über den Rachenraum in die Nase steigen. Das ist an sich nicht verwunderlich, wenn man bedenkt, dass die Zunge fünf Geschmacksrichtungen erkennt, die Nase aber Tausende Gerüche.

Abgesehen davon bestimmen viele weitere Faktoren wie Farbe, Form, Geräusche oder Textur und damit alle anderen Sinnesorgane mit, ob uns etwas „schmeckt" oder nicht. Besonders beliebt sind Esswaren mit versteckten Aromen – gefüllt, gerollt oder sonst wie verpackt –, sodass beim Zubeißen ein Überraschungseffekt entsteht. Der zeitliche Ablauf der Entfaltung von Aromen wird sowohl bei traditionellen Zubereitungen als auch in der Lebensmittelindustrie gezielt als Gestaltungsmerkmal eingesetzt. Auch was auf verpackten Lebensmitteln steht, ist wichtig, weil es unsere Erwartungen prägt und diese wieder das Geschmackserlebnis. Wenn auf der Packung „Erdbeerjoghurt" steht, wird es von Versuchspersonen viel eher als solches identifiziert, als wenn es sich um eine Blindprobe handelt.

Nun ist Essen heute zu einer problematischen Angelegenheit geworden. Über- beziehungsweise fehlernährungsbedingte Erkrankungen nehmen zu, Übergewicht und Adipositas bringen einen alarmierenden Anstieg der fatalen Folgekrankheiten von Diabetes und Gelenkproblemen über Herz-Kreislauf-Krankheiten bis zu Herzinfarkt und Schlaganfall mit sich. Gleichzeitig besteht ein enormes Interesse an „gesunder" Ernährung, wobei die Verwirrung wohl noch größer ist als das Interesse. An sich ist es nicht so schwierig, sich gesund zu ernähren. Man „darf" alles essen, es kommt nur auf die Komposition des Speisezettels an. Der Fachwelt ist es bis jetzt noch nicht gelungen, dies so zu vermitteln, dass die Botschaften auch ankommen. Die Menschen sind hin- und hergerissen zwischen immer neuen, schwer bis gar nicht auf einen Nenner zu bringenden Empfehlungen, von denen nicht wenige aus unqualifizierten Quellen stammen und sinnlos bis gefährlich sind. Zudem werden die Ernährungsgewohnheiten von zahlreichen Faktoren mitbestimmt, die von individueller und gesellschaftlicher Prägung über soziale Zugehörigkeiten bis zum Zeitbudget fürs Kochen reichen. Ganz so einfach ist es also dann doch wieder nicht.

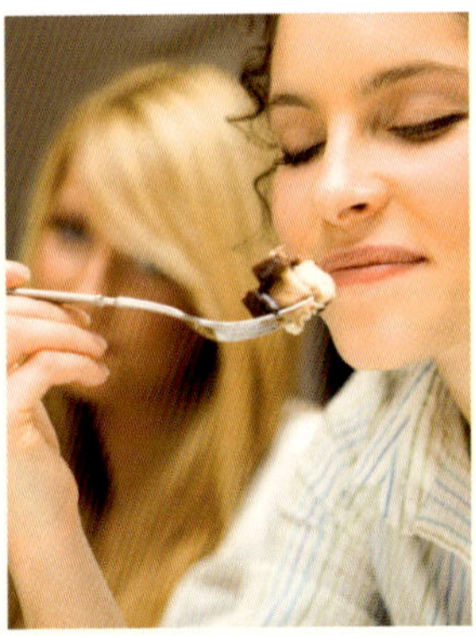

GENIESSER ESSEN GESÜNDER

Wie eine Reihe von Untersuchungen gezeigt hat, ernähren sich genussorientierte Personen gesünder und sind auch gesünder. „Genießer" essen auch nicht mehr als andere. Sie essen sogar häufiger Fleisch, Schinken, Wurst, Schokolade und Pralinen, sind aber trotzdem schlanker und machen kaum Diäten. Es ist eindeutig besser, den Gusto zu stillen, wenn er zuschlägt. Dann kommt man mit „normalen" Mengen der begehrten Köstlichkeiten aus. Aufgestautes Verlangen führt letztlich nur zu Heißhungerattacken und diese sind, wie wir wissen, unkontrollierbar.

Was hat das nun aber mit dem Riechen zu tun? Gar nicht so wenig. Gemeinsam mit dem Geschmackssinn natürlich und dem Tastsinn könnte der Geruchssinn ein interessanter Ansatz sein, zu einem gesünderen Ernährungsverhalten beizutragen. Denn es kommt ganz stark auf die Vielfalt auf dem Teller an, und darauf, auch einfache und unverarbeitete Lebensmittel zu verspeisen. Dazu muss man die aber auch mögen, und das tun viele nicht – was letztlich meist eine Frage der Gewohnheit ist. Natürlich hat jeder das Recht, etwas nicht zu mögen. Das kann sich aber auch ändern. Denn mit den Essensvorlieben ist es so wie mit den Vorlieben für Gerüche. Je vertrauter etwas wird, umso mehr mag man es, sogar rohe Karotten oder Karfiol, Gemüse ohne Béchamel, Erdäpfel auch in anderer Form als Pommes frites.

Die zunehmende Verbreitung von bis zu einem gewissen Grad in Geruch, Geschmack, Konsistenz relativ einheitlichen Halbfertig- und Fertigprodukten prägt das Geschmacksempfinden einer ganzen Generation. Nicht wenige Kinder und Jugendliche wissen gar nicht, wie unverarbeitete Lebensmittel schmecken und lehnen sie in der Folge ab. Viele industriell hergestellte Lebensmittel sind überaromatisiert, wobei einige wenige Aromen dominieren. Das weltweit am meisten verwendete Aroma ist Vanille. Es ist in Tausenden Produkten enthalten, darunter auch in solchen, wo man es nie vermuten würde. Nicht nur Süßigkeiten, auch Ketchup oder diverse Milchprodukte werden mit Vanille schmackhafter gemacht. Das heißt nun freilich nicht, dass Aromastoffe an sich ungesund wären. Dem ist nicht so. Es geht auch nicht ohne synthetische Aromastoffe, aus Kostengründen und aus Gründen des Bedarfs. Die ganze Weltproduktion von Erdbeeren würde nicht ausreichen, um genug Erdbeerjoghurt herzustellen. Es geht auch nicht darum, industriell hergestellte Lebensmittel in Bausch und Bogen zu verdammen. Wir brauchen sie schlicht und einfach, wenige haben die Zeit, jeden Tag ausgiebig zu kochen. Und beim Würzen und Aromatisieren folgt die Lebensmittelindustrie natürlich den Gesetzen des Marktes. Klar. Es wäre aber zumindest denkbar, dass eine Zusammenarbeit zwischen Gesundheitsexperten und Industrie die Entwicklung weiter in „gesundheitsfreundlichere" Bahnen lenken könnte.

Sinne müssen trainiert werden, damit sie feine Unterschiede wahrnehmen können. Auch die großen Parfumeure, die besten Kaffeeverkoster und erfahrensten Weinkenner müssen ständig trainieren. Der seit einiger Zeit zu beobachtende Trend zu Weinseminaren, Käse-, Kaffee-, Schokolade- oder sonstigen Verkostungen ist mehr als ein Phänomen des Überflusses. Eine Schulung des „Geschmacks", die ja zu einem Großteil eine Schulung des Geruchssinns ist, hat viel für sich. Bei den immer häufiger – auch für Kinder – angebotenen Genuss-Seminaren geht es beileibe nicht um elitäre Feinschmeckerei. Gerade Kinder erleben dabei nicht selten zum ersten Mal, wie eine Karotte ohne etwas drum herum schmeckt. Es geht um die Fähigkeit, Vielfalt wahrnehmen zu können, es geht um Lustgewinn und Genuss – also um die Motive, die Menschen seit jeher zu kreativen Höchstleistungen bei der Gestaltung ihrer Nahrung angespornt haben. Und ganz nebenbei geht es bei der Steigerung der kulinarischen Genussfähigkeit auch um die Vermeidung des Selbstmords mit Messer und Gabel.

Was fehlt, wenn der Geruchssinn fehlt

Die Bedeutung mancher Dinge wird einem erst klar, wenn man sie nicht mehr hat. Und was fehlt, wenn der Geruchssinn fehlt? Menschen, die ihren Geruchssinn verloren haben, beschreiben das Leben als „ärmer", die Welt als „flach", „grau in grau" und „ohne Reiz". Das Erleben der Gegenwart wird beeinträchtigt und die Erinnerung an die eigene Vergangenheit. Der Geruchssinn als wichtige Verbindung zu unserer Geschichte trägt einen wesentlichen Teil unserer Identität. Vieles bleibt im Gedächtnis, weil es mit Gerüchen verbunden ist. An vieles erinnern wir uns nur dann, wenn Gerüche die Brücke bilden.

In ausführlicher, offener und berührender Art und Weise beschreibt der Journalist und Autor Walter Kohl sein Leben nach dem Verlust des Geruchssinns durch einen Unfall in seinem Buch „Wie riecht Leben?". Nichts mehr riechen zu können bedeutet, dass alles fremd ist, weil es den Geruch von Heimat nicht mehr gibt. Der Geruch der eigenen Wohnung wird im Allgemeinen nicht wahrgenommen, weil er so vertraut ist. In anderen Wohnungen riechen wir etwas. „Ich aber, der ich nichts rieche, habe deshalb nicht überall Heimat, wie man vielleicht meinen könnte", schreibt Kohl. Alles ist Fremde. Die größte Last liegt aber woanders: „Die größte Belastung und der Umstand, der mich annehmen lässt, ich würde immer monströser, ist das Abhandenkommen von Gefühl."

Was Kohl vermisst, ist so etwas wie die „Gefühlsfarbe" von Ereignissen und Begegnungen. Geruchsempfindungen machen Erinnerungen erst zu dem, was sie sind. Sie verleihen den Erlebnissen Tiefe, Farbe und Dauerhaftigkeit. Inklusive der Sexualität. Die Tiefe der Bindung zu einem Menschen wird nicht zuletzt von den individuellen Gerüchen bestimmt. Und ohne die Gerüche des anderen kann eine Beziehung oder Bindung völlig anders werden. Kohl

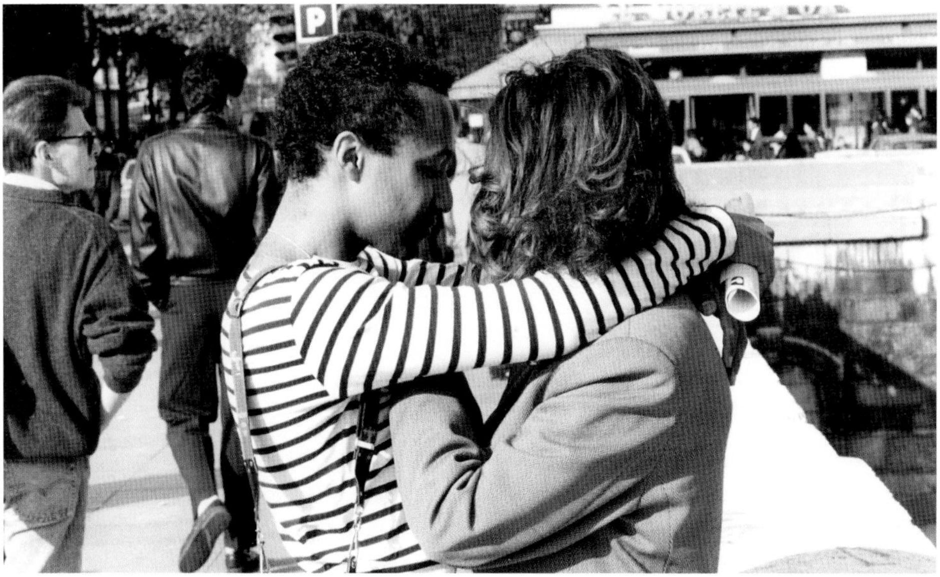

fühlt sich nicht mehr als Teil eines Ganzen, sondern als Fremder. Und das ist schwer auszuhalten. „Mit dem Geruchssinn war größere Nähe möglich als ohne Geruchssinn. Es geht um die Angst vor dem Alleinsein."

Der Weg ist nicht zu Ende, wird es auch nie sein, weil das Leben ohne Geruchssinn nur schwer einen ausreichenden Grad von Normalität erreichen kann, um dessen Fehlen nicht mehr als Mangel zu empfinden. Das Buch endet jedoch versöhnlich – nicht was die Überwindung des Fehlens des Geruchssinns bedeutet, sondern was den inneren Frieden des Betroffenen angeht. Es ist die Vertrautheit, das Vertrauen, die Nähe, das Geben und Nehmen zwischen ihm und seiner Frau, was ihn zumindest zwischenzeitlich so weit bringt, dass es ihm egal ist, ob er nun riechen kann oder nicht.

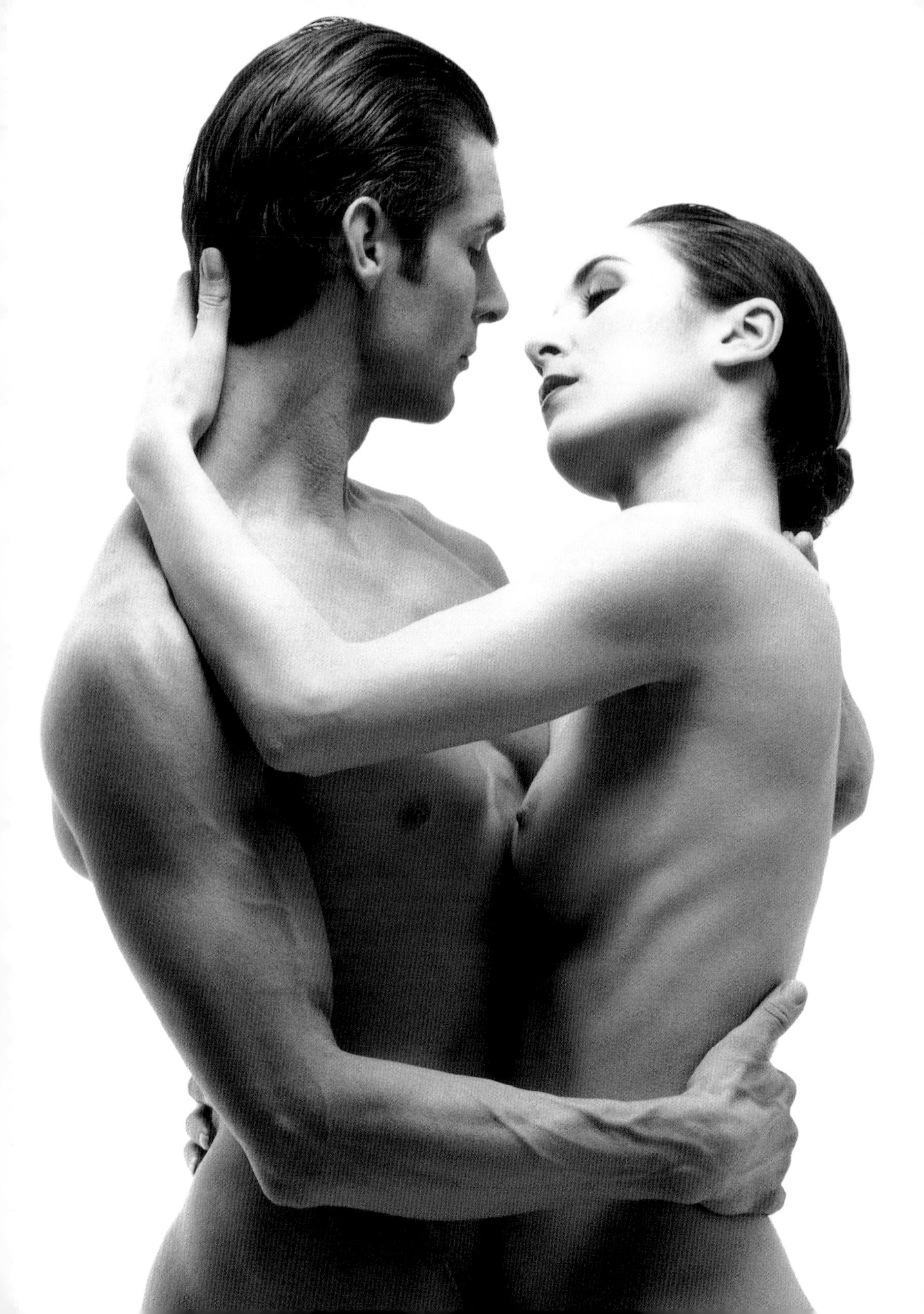

Liebe und ihre chemische Seite

DER MENSCH BESITZT EINE FEINE NASE FÜR DAS IMMUNSYSTEM EINES POTENZIELLEN GESCHLECHTSPARTNERS. AM KÖRPERGERUCH WIRD BEIM ANDERSGESCHLECHTLICHEN GEGENÜBER UNBEWUSST UND AUTOMATISCH GEPRÜFT, OB ES SICH UM EINEN HINSICHTLICH SEINER IMMUNGENETISCHEN AUSSTATTUNG GEEIGNETEN ODER EHER UNGEEIGNETEN PARTNER HANDELT. DAS BIOLOGISCHE ZIEL DAHINTER LAUTET: DER MÖGLICHE NACHWUCHS MUSS AUF ALLE FÄLLE DIE OPTIMALE GENETISCHE AUSSTATTUNG ERHALTEN, UM FÜR DIE ABWEHR VON KRANKHEITEN UND DAMIT AUCH FÜR DIE ERHALTUNG DER ART GERÜSTET ZU SEIN.

Verantwortlich für die Funktion und für die Eigenarten des individuellen Immunsystems ist der sogenannte Major-Histocompatibility-Complex (MHC-Komplex). Hinter diesem Wortungetüm steckt die Fähigkeit des Körpers und seiner Immunabwehr, spezielle Zellen zu erzeugen, die körperfremdes Eiweiß, diverse Erreger und Fremdgewebe erkennen und zerstören können. Im weitesten Sinne sind dafür die Leukozyten und ihre verschiedenen Erscheinungsformen wie Lymphozyten, T-Zellen, B-Zellen, Killerzellen und Helferzellen verantwortlich. Der MHC-Komplex wird daher auch als HLA-System bezeichnet (Human-Leukocyte-Antigen).

Der MHC-Komplex jedes Menschen ist nahezu so unverwechselbar wie sein Fingerabdruck. Es gibt keine zwei identischen MHC-Komplexe, außer bei eineiigen Zwillingen. Das ist übrigens auch der Punkt, wo selbst die feinste Hundespürnase passen muss. Eineiige Zwillinge sind auch für sie nicht mehr zu unterscheiden, ansonsten kann jeder einwandfrei identifiziert werden. Der MHC-Komplex bestimmt die immunologische Fitness des Menschen, seine Resistenz gegenüber Krankheiten und somit zu einem gewissen Grad auch seine Überlebensfähigkeit. Eine praktische Bedeutung hat der HLA-Komplex bei Transplantationen. Spender- und Empfänger müssen sich in diesem Punkt so ähnlich wie möglich sein, die Ähnlichkeit entscheidet über Risiko und Ausmaß von Abstoßungsreaktionen und damit in vielen Fällen über Leben und Tod.

MHC und Partnerwahl

Wie beeinflusst der MHC-Komplex nun die Partnerwahl? Und was hat das mit dem Geruch zu tun? Sind sich die beiden MHC-Komplexe von zwei potenziellen Elternteilen zu ähnlich, dann würden im Falle einer Fortpflanzung zu viele gleiche Gene weitergegeben und eines der wichtigsten Postulate der Evolution, nämlich die Notwendigkeit der Variation, wäre somit nicht erfüllt. Anders gesagt: Der Nachwuchs hätte in so einer Konstellation schlechtere Karten im täglichen Kampf mit Krankheitserregern. Wenn die Gene von Vater und Mutter eher unterschiedlich sind, dann ist die Wahrscheinlichkeit größer, dass ein Elternteil eine funktionsfähige Variante hat, sollte das Gen eines Elternteils schadhaft sein. Auch ist belegt, dass Paare mit zu ähnlichem MHC-Komplex eine höhere Rate von Fehlgeburten zu befürchten haben als solche, deren MHC signifikante Unterschiede aufweist. Es ist daher für die Fitness der nächsten Generation insgesamt ungünstig, wenn es bei zu ähnlichem MHC-Komplex zu einer Paarung mit Fortpflanzungserfolg kommt.

Die elterliche und biologisch zukunftsträchtige Abstimmung der MHC-Komplexe ist also grundsätzlich eine sinnvolle Einrichtung der Natur. Nun kann man aber beim ersten Rendezvous schlecht nach dem MHC-Komplex oder nach einem Gentest fragen, das würde den Fortpflanzungserfolg ja gleich primär ziemlich unwahrscheinlich machen. Es sind also andere Einrichtungen vonnöten, um eine – biologisch gesehen – zielführende Mann-Frau-Verbindung zu ermöglichen.

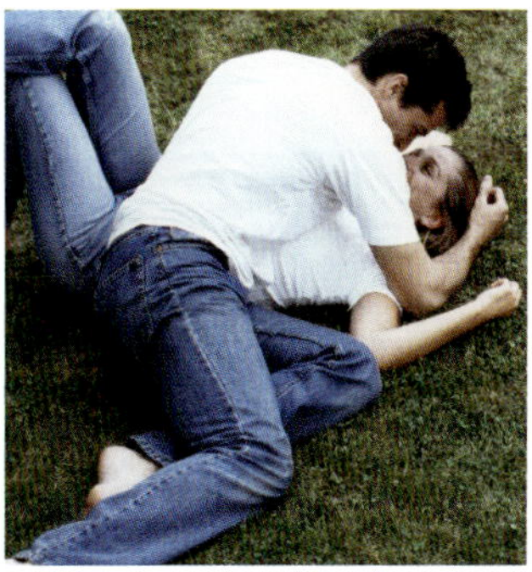

„Der Duft eines Körpers, …

… das ist der Körper selbst, den wir durch Mund und Nase einatmen, von dem wir unmittelbar Besitz ergreifen; es ist seine verborgenste Substanz und recht eigentlich seine Natur. Wenn der Duft in mich eingedrungen ist, verschmilzt der andere Körper mit dem meinen. Aber dieser andere Körper ist nicht mehr aus Fleisch, er hat sich verflüchtigt, er ist zu etwas flüchtig Geistigem geworden und doch ist er immer noch ganz er selbst …“

Jean-Paul Sartre, Baudelaire. Ein Essay.

Der Geruchssinn hilft

Unser Geruchsinn unterstützt uns bei der Entscheidung in der Partnerwahl und hilft uns beim Erkennen des richtigen Partners gut weiter. Wenn Mann und Frau sich immungenetisch zu ähnlich sind, dann finden sich die beiden gegenseitig meistens auch nicht besonders attraktiv. Sind ihre MHC-Komplexe aber unterschiedlich genug ausgeformt, dann besteht erwiesenermaßen gegenseitige Attraktivität. Und diese wird zu einem Gutteil über die Nase vermittelt. Worin die chemische Botschaft besteht, ist noch Gegenstand von Forschungen – wie ja das ganze Thema für lebhafte bis heftige Diskussionen auch in der Fachwelt sorgt.

Derzeit gibt es vier Theorien, wie aus der Individualität des MHC ein individueller Körpergeruch wird, der etwas über unser Immunsystem aussagt. Erstens könnten es Abbauprodukte der MHC-Moleküle sein, die als Duftstoffe wirken. Zweitens könnten sich die nicht besonders flüchtigen MHC-Brocken an Produkte von Hautbakterien anlagern und so zu Duftstoffen werden. Drittens könnten die MHC-Abbauprodukte die Hautbakterien dahingehend beeinflussen, dass sie eben die charakteristischen Duftstoffe bilden. Viertens könnten die MHC-Gene in der Nachbarschaft von Geruchsstoffen liegen und mit ihnen gemeinsam aktiviert werden.

Wie auch immer – aufgenommen werden die Duftstoffe jedenfalls vermutlich von speziellen Nervenzellen. An Mäusen konnten bereits entsprechende Geruchsrezeptoren in der Nase nachgewiesen werden. Diese Rezeptoren können jene Peptide binden, die von den MHC-Molekülen freigesetzt werden und mit dem Urin als Duftmarke nach außen gelangen. Beim Menschen existieren solche Rezeptoren wahrscheinlich ebenfalls. Der letzte und umfassende Nachweis fehlt allerdings noch, obwohl es schon reichliche Hinweise für die Existenz dieser speziellen Sinneszellen gibt. Die nämlichen Rezeptoren sind vermutlich im Vomeronasal-Organ lokalisiert.

Im Zuge der intensivierten Forschungsarbeiten konnte auch bewiesen werden, dass die genetische MHC-Ausstattung mit einer Vorliebe für bestimmte Parfüm-Duftnoten korreliert. Jeder MHC-Komplex hat definitiv sein Lieblingsparfum. Damit ist erklärbar, warum ein Parfüm, das dem einen stinkt, für jemand anderen himmlisch duftet. Man sucht sich daher – so man sich bei der Auswahl der Duftstoffe ein bisschen Zeit lässt – meist instinktiv das richtige Parfüm, das passende Deo oder das beste Rasierwasser aus. Und das ist enorm wichtig. Auf diese Weise kann nämlich der körpereigene Geruch mit seinen genetischen Botschaften und seinem dahinterstehenden entsprechend gestalteten MHC-Komplex betont und noch besser an den Mann/die Frau gebracht werden. Eine sorgfältige Wahl des richtigen Parfüms ist also sehr zu empfehlen und vom Aufsprühen irgendeines schnell gekauften Duftes ist dringend abzuraten.

Das alte Sprichwort „Gegensätze ziehen sich an“ erhält durch die hier geschilderten Erkenntnisse plötzlich eine biologische Untermauerung. Gesteuert wird die für die Partnerwahl und vor allem für den Nachwuchs äußerst bekömmliche Gegensatz-Paarung über den individuellen Körper- und Sexualgeruch. Lange Zeit hat man diesen biologischen Mechanismus nur vermutet bzw. ihn lediglich im Tierreich nachweisen können, mittlerweile ist er aber auch beim Menschen ein zu einem guten Teil wissenschaftlich gesichertes Faktum.

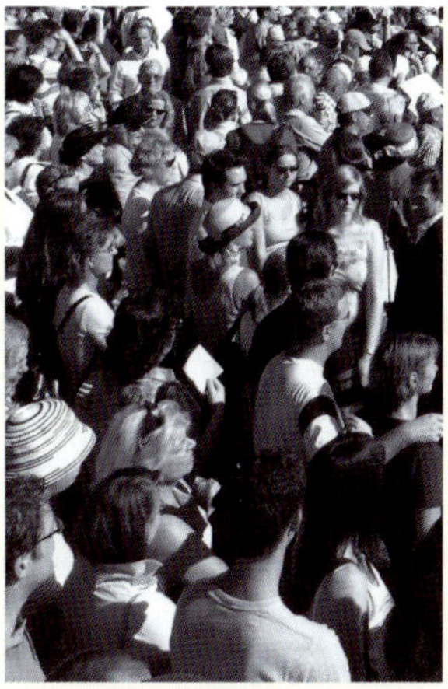

JEDER RIECHT ANDERS

Im Gegensatz zur tierischen Verwandtschaft können Menschen die durch das höchst individuelle Immunsystem geprägten Geruchseigenschaften nicht bewusst wahrnehmen – beziehungsweise wissen wir noch nicht, ob wir es vielleicht nicht doch können. Dass aber jeder anders riecht und dass die Zusammensetzung des Körpergeruchs auch eine höchst individuelle Angelegenheit ist, das wurde zuletzt in einer in Österreich durchgeführten und in der Welt der Geruchsforschung vielbeachteten Untersuchung bestätigt. 197 Personen aus einem Dorf nahmen an der Studie teil und ließen alle zwei Wochen Proben von Achselschweiß, Speichel und Urin nehmen. Die bei den Analysen gesammelten Daten liefern nun Informationen über die biochemische Grundlage unserer geruchsmäßigen Identität, wie sie bisher nicht zugänglich waren. Die Bestandteile, aus denen sich der Körpergeruch zusammensetzt, unterscheiden sich nicht nur zwischen den Geschlechtern, sondern auch zwischen den Individuen ganz eindeutig. Unter den rund 5.000 identifizierten Substanzen, die beim Körpergeruch eine Rolle spielen, haben die Wissenschafter 373 Komponenten gefunden, die für die individuellen und geschlechtsspezifischen Geruchsprofile verantwortlich waren.

T-Shirts wiesen den Weg

Der berühmteste Versuch zum Thema war wohl der 1995 publizierte legendäre „T-Shirt-Geruchstest“ in der Abteilung Verhaltensökologie der Uni Bern. Bei diesem wissenschaftlichen Test sollten Probandinnen durch Schnüffeln an getragenen T-Shirts von männlichen, ihnen völlig unbekannten Testpersonen eine theoretische Partnerwahl vornehmen. Die jungen Frauen entschieden sich durchwegs für den Geruch von Männern mit einer wesentlich anderen Immunausstattung als ihre eigene. Das Ergebnis dieser Testreihe war eindeutig und reproduzierbar. Somit war mit einer relativ einfachen Versuchsanordnung der Beweis gelungen, dass der Geruchssinn maßgeblich bei der Partnerwahl beteiligt ist.

Im Zuge weiterer Forschungen wurde aber auch evident, dass nicht nur zu ähnlich ausgeprägte, sondern auch zu stark voneinander differierende MHC-Komplexe für immunologische Probleme beim Nachwuchs sorgen können. Unterscheiden sich der MHC-Komplex von Mutter und Vater zu stark, erhöht dies bei den Nachkommen das Risiko, im Laufe des Lebens eine sogenannte Auto-Immun-Krankheit zu entwickeln. Dies wurde allerdings bisher erst im Tierversuch belegt. Hinweise auf die noch weitgehend unerklärten Ursachen der Auto-Immun-Krankheiten könnten aber mittels weiterer Forschungen auf dem Gebiet der Verträglichkeiten von MHC-Komplexen in der jeweiligen Elterngeneration entdeckt werden. Der Geruchssinn als spür- und erkennbare Oberfläche des MHC-Komplexes könnte somit in Zukunft noch mehr in den Fokus des wissenschaftlichen Interesses rücken.

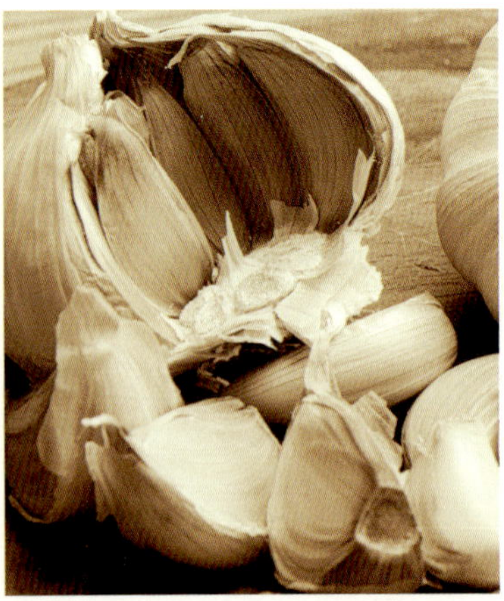

DER GERUCH DES FREMDEN

Eine ganze Reihe äußerer Faktoren hat beträchtlichen Einfluss auf den wahrgenommenen Körpergeruch. Eine große Rolle spielen die Ernährungsgewohnheiten. Wer kennt nicht das olfaktorische Resultat reichlichen Knoblauchkonsums? Auch Zwiebeln oder Curry prägen unseren Körperduft. Ob es in Sachen Körpergeruch ethnische Unterschiede per se gibt, darüber ist man sich nicht wirklich einig. Tatsache ist, dass die Zahl der Schweißdrüsen recht ungleich verteilt ist. In Fernost wenige, in Europa mehr und auch in Afrika. Jedenfalls spielten und spielen Gerüche von Menschen eine große Rolle bei der Abgrenzung von Gruppen, was sich je nach Machtverhältnissen und Umgang mit Macht als bloße Abneigung, Diskriminierung oder Verfolgung ausdrückt.

SCHUTZ VOR INZEST ÜBER DIE NASE

Familienmitglieder erkennen sich nachweislich gegenseitig am Körpergeruch. Allerdings empfinden Kinder und Eltern den Geruch der eigenen Familie als eher unangenehm und bevorzugen generell den Duft von Fremden. In der Interpretation dieser auf den ersten Blick überraschenden Ergebnisse kristallisierte sich ein biologischer Sinn dieses Phänomens heraus: Die Abneigung gegen den Geruch der eigenen Familie stellt vermutlich einen gewissen Schutz gegen Inzest dar.

Krise durch Partnergeruch

Aus vielen Berichten von Eheberatern und auch aus wissenschaftlichen Untersuchungen über Krisen in Ehen und Partnerschaften geht hervor, dass ein wesentlicher Anteil der Betroffenen bei eingehender Befragung zu den Hintergründen einer Krise berichtet, Probleme mit dem Geruch des Partners zu haben. Der Satz „Ich kann Dich nicht (mehr) riechen“ sagt also ganz wesentlich etwas darüber aus, ob eine Beziehung noch zu retten ist. Am Anfang einer potenziellen Liebesbeziehung oder am besten gleich am Beginn der Partnerwerbung sollte sich jeder im Falle eines Geruchsproblems die ernsthafte Frage stellen, ob die Partnerschaft überhaupt eingegangen werden soll.

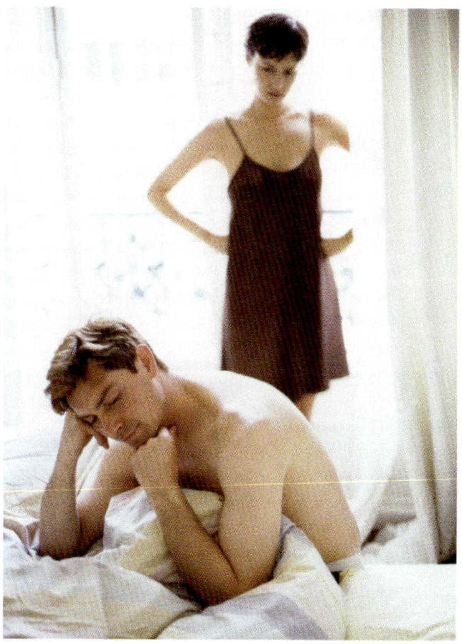

Wenn Probleme mit dem Geruch des Gegenübers bestehen, kann jedenfalls davon ausgegangen werden, dass der Beziehung vermutlich keine glorreiche Zukunft beschieden sein wird. Der Geruch des Partners muss freuen, erregen und befeuern – ansonsten ist es trotz aller sonstigen vielleicht bestehenden Sympathien nicht weit her mit Ehe- und Nachwuchsglück.

Natürlich muss man hier genau unterscheiden, ob der nicht passende Körpergeruch durch mangelnde Pflege entsteht oder ob einfach die Grundnote im Duft nicht stimmt. Übler Körpergeruch von ungepflegten Menschen entsteht durch Buttersäuren im Schweiß, die wiederum durch bakterielle Zersetzung gebildet werden. Dieser Geruch hat definitiv nichts mit dem MHC-Komplex oder dem Immunsystem zu tun, sondern nur mit der Körperhygiene. Sollte der Grund für eine Ehekrise im Pflegemangel liegen, lässt sich das ja beheben. Aber wenn jemand gar zu streng riecht und das immer wieder, dann wird er wohl bei der Partnerwahl grundsätzlich nicht gerade die besten Chancen haben, auch wenn sein MHC-Komplex passen sollte.

Pheromone

Wie sich auf vielerlei Art und Weise zeigt, sind Riechen, Beziehung und sexuelles Empfinden untrennbar verflochten. Liebe geht nicht nur durch den Magen, sondern vor allem auch durch die Nase. Die Existenz der Pheromone (Sexualbotenstoffe oder Lockstoffe) ist im Tierreich längst nachgewiesen, beim Menschen gehen jedoch die wissenschaftlichen Meinungen, ob es abgesehen von den vom MHC-Komplex abgesonderten Molekülen, welche die Partnerwahl hinsichtlich des Immunsystems steuern, noch andere diesbezüglich relevante Substanzen gibt, sehr auseinander.

In Versuchsreihen konnte zwar belegt werden, dass der individuelle Körpergeruch großen Einfluss auf die Partnerwahl hat. Ebenso berichten Menschen, die ihren Geruchssinn verloren haben, signifikant häufiger über sexuelle Störungen als Menschen mit normalem Geruchssinn. Eine chemische Isolation der berühmt-berüchtigten Pheromone (auch Kopuline genannt) oder gar eine künstliche Herstellung derselben ist aber bisher beim Menschen in seriöser Form ausgeblieben.

Eine einfache und schlüssige Definition der Pheromone des Menschen könnte lauten: Vermutlich sind sie nichts anderes als die MHC-gesteuerten Duft-Moleküle im Zusammenspiel mit den riechbaren Anteilen der weiblichen und männlichen Sexual-Hormone. Und die Aufnahme der Duftmoleküle erfolgt wahrscheinlich im Vomeronasal-Organ.

Im Internet und einschlägigen Zeitschriften grassieren freilich dubiose Angebote und Werbungen, in welchen diverse Mittelchen als Pheromone angepriesen werden. Von einem Erwerb solcher Substanzen ist aber abzuraten, sie helfen zwar dem Erzeuger in seiner finanziellen Situation, nicht jedoch dem Käufer bei der Partnersuche. Wenn schon Geld für Duftstoffe ausgegeben werden soll, dann für hochwertige Parfüms oder gute Eaux de Toilette. Diese riechen gut, können die körpereigenen Geruchsstoffe so richtig zur Geltung bringen und enthalten außerdem ohnehin reichlich tierische Pheromone oder deren synthetisch hergestellte Pendants wie Moschus oder Zibet. Und die wirken auch, soviel ist sicher.

Wir alle sind hormongesteuert

Der Hormonstatus hat ebenfalls eine wesentliche Bedeutung für das Geruchsvermögen und die Partnerwahl. Hohe Östrogenspiegel zum Beispiel schärfen das Geruchsempfinden der Frau. Dies dürfte bei der Auswahl des Partners von Nutzen sein und die Wahl daher stark beeinflussen. Viele Frauen berichten etwa, dass sich ihr sexuelles Verlangen und ihr Geruchsvermögen vor dem Eisprung spürbar verändern. In diesem Zeitraum bevorzugen Frauen auch dominantere und „männlichere" Männer, während der übrigen Zyklusphasen werden eher die umgänglichen, braveren Typen gewählt. Auch das ist wissenschaftlich belegt, obwohl es natürlich jeder feministischen Weltanschauung zuwiderläuft. Die Natur hält sich aber nicht an Weltanschauungen und Ideologien, sondern ermöglicht ausschließlich das, was sinnvoll für die jeweilige Spezies ist. Im Übrigen wird auch die geruchsmäßige Wahrnehmung der Frauen durch die Männer von der Fruchtbarkeit der Frauen beeinflusst. Es hat sich gezeigt, dass Männer den Duft der Frauen in der fruchtbaren Phase – also während der Zeit des Eisprungs – angenehmer empfinden als sonst.

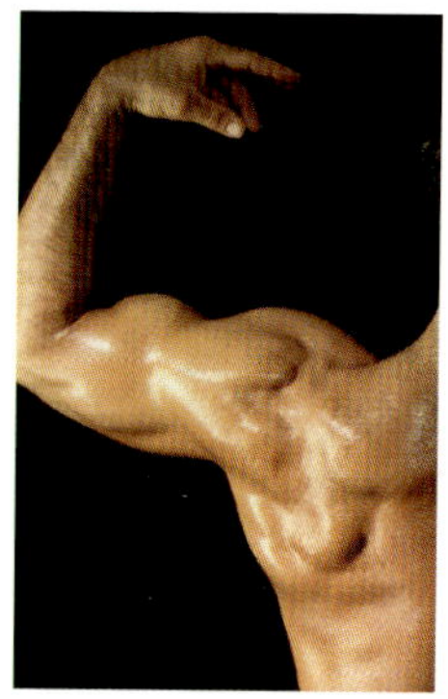

Ich glaube, dass es doch ganz angenehm ist, uns Männer zu haben: Ein anderer Geruch, ein anderer Körper, eine andere Stimme, die Illusion, einen Beschützer zu haben.

Sylvester Stallone

Der biologische Hintergrund dieser monatlichen Änderung im weiblichen Auswahlverhalten ist einfach erklärt. Gezeugt werden soll der Nachwuchs von einem möglichst durchsetzungsfreudigen, testosterongesteuerten Männchen, die Aufzucht und Pflege hingegen sollte lieber ein braves Väterchen übernehmen. Dass dabei sogenannte Kuckuckskinder ermöglicht, ja sogar begünstigt werden, tut der Sache keinen Abbruch, im Gegenteil. Eine genetische Durchmischung der Familie mit Chromosomen von dominanten Männchen bringt dem Nachwuchs einen Überlebensvorteil, zumindest aus Sicht der Evolution. Die menschliche Kultur steuert dem freilich entgegen, mit Werten wie eheliche Treue und feste Zweierbeziehung. Ein allzu chaotisches Zeugungsverhalten würde auf Familien und Gesellschaft destabilisierend wirken.

Zumindest beim Geruch ist es also so, dass die Frauen hier offenbar wesentlich mehr Einfluss auf die aktive Partnerwahl haben als die Männer glauben. Die Männer buhlen, aber die Frauen wählen. Und diese Wahl ist hochselektiv. In Wahrheit entscheidet also die Frau über das Zustandekommen einer nachwuchsträchtigen Beziehung. Um diese Tatsache zu umgehen, haben sich in verschiedenen Kulturen Mechanismen herangebildet, welche die natürliche Wahl-Hoheit der Frau zurückdrängen. Wir kennen Zwangsheiraten, Vermählungsversprechen bereits im Kindesalter usw. Der Ursprung dieser an sich dem natürlichen Prozess der Partnerwahl zuwiderlaufenden Entwicklungen dürfte einst in den Machtinteressen einzelner Clans und Familien respektive deren männlicher Oberhäupter gelegen sein.

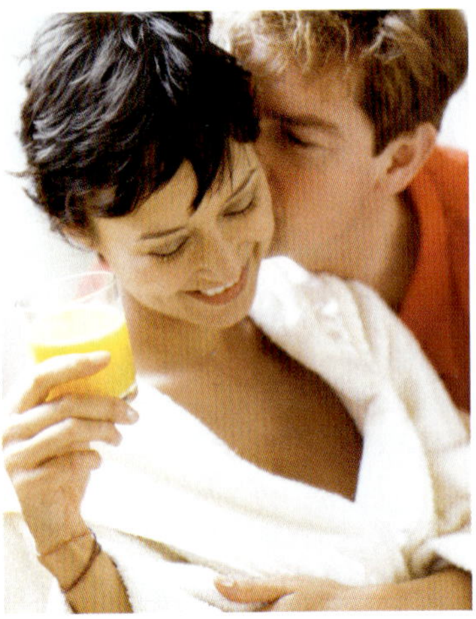

In Europa konnte man den biologischen Pferdefuß dieser fragwürdigen Traditionen recht gut an degenerativen Erscheinungen in etlichen Adelsfamilien erkennen. Hier haben offenbar durch Heiraten trotz zu enger Verwandtschaftsverhältnisse bedingte zu große Ähnlichkeiten in den MHC-Komplexen immer wieder zu genetischen Unfällen geführt. Inzestuöse oder quasi-inzestuöse Verbindungen verursachen früher oder später regelhaft genetische Probleme.

SEXUELLE ORIENTIERUNG UND PRÄFERENZEN DER NASE

Sowohl Geruchswahrnehmung als auch Geruchsmerkmale werden offenbar auch von der sexuellen Orientierung beeinflusst. So finden homosexuelle Männer den Geruch von ebenfalls homosexuellen Männern, aber auch von heterosexuellen Frauen angenehm. Sie selber kommen nicht besonders gut weg. Sowohl heterosexuelle Männer und Frauen als auch homosexuelle Frauen mögen ihren Geruch nicht so besonders.
Interessant und unter Umständen einer weiteren Klärung bedürftig ist das Ergebnis einer allerdings sehr kleinen Untersuchung, derzufolge Frauen den Geruch homosexueller Männer angenehmer finden als den heterosexueller Männer – aber wie man weiß, mögen Frauen einen ausgesprochen maskulinen Geruch ja nur in der Zeit des Eisprungs.

Frauen sind geruchsempfindlicher

Frauen können ihren Zyklus gegenseitig durch den Geruch ihres Achselschweißes beeinflussen. Wenn mehrere Frauen über einen längeren Zeitraum engen Kontakt haben, dann synchronisiert sich der Monatszyklus häufig. Dies ist ein landläufig recht bekanntes Phänomen, das auch schon wissenschaftlich belegt wurde. Männergeruch kann andererseits dazu führen, dass sich der weibliche Zyklus verkürzt. Frauen reagieren überhaupt anders als Männer auf den Geruch des anderen Geschlechts. Sprechen Männer eher auf den Intimgeruch von Frauen an, so fühlen sich diese eher vom Schweißgeruch des Mannes angezogen oder abgestoßen, der Intimgeruch des Mannes ist primär nicht ausschlaggebend, da die sexuelle Entscheidung durch die Frau schon vorher getroffen wird.

Frauen können also früher erkennen, ob ein Mann zu ihnen passt oder nicht – eine Fähigkeit, die sie übrigens von ihren Vätern geerbt haben dürften, sie wurde auf Genen lokalisiert, die vom Vater stammen. Männer können dies erst kurz vor oder während des Geschlechtsaktes so richtig wahrnehmen. Was die Erkenntnis, dass die Frau über die richtige Partnerwahl entscheidet, weiter festigt. Die Frau muss ihre Entscheidung ja auch breit und zeitgerecht absichern, ihr biologischer Einsatz ist wesentlich höher als der des Mannes. Hat die Befruchtung einmal stattgefunden, bleibt die weitere damit verbundene Arbeit zumindest die ersten neun Monate, für die Geburt und für die Stillzeit danach unweigerlich bei ihr.

VOM CHOLESTERIN GEBILDET

Die männlichen und weiblichen Sexualhormone und deren geruchswirksame Abkömmlinge (z.B. das Androstenon und das Androstendiol als Derivate des Testosterons) sind chemisch gesehen mit dem Cholesterinmolekül eng verwandt. Cholesterin hat also nicht nur schlechte Eigenschaften, es ist unter anderem auch absolut notwendig für die Vermittlung der Signale zwischen Mann und Frau. Grundsätzlich ist das Cholesterin überhaupt keine Substanz, vor der man sich fürchten muss. Ganz im Gegenteil. Cholesterin ist lebensnotwendig, es kommt in allen Zellmembranen vor und eben in den Geschlechtshormonen. Wie immer gilt eben auch hier: Die Dosis macht das Gift.

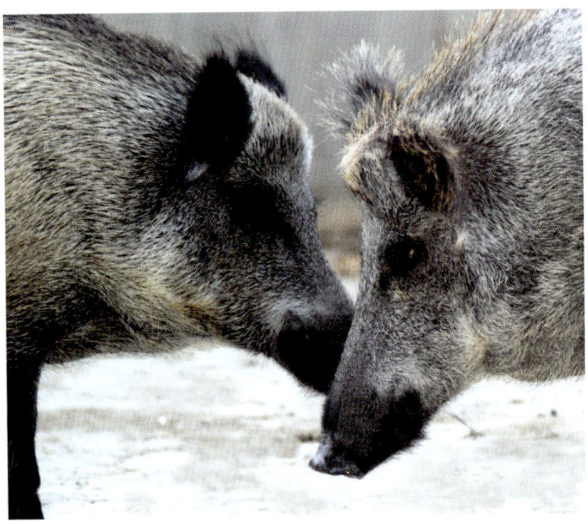

Der Duft macht wild

Vor allem das Androstenon gilt als mittlerweile recht gut erforschte Substanz, und es könnte auch tatsächlich einen ganz wesentlichen olfaktorischen Einfluss bei der Partnerwahl haben. Zumindest bei den uns in vieler Hinsicht sehr nah verwandten Schweinen ist das der Fall und lange bekannt. Androstenon ist der Lockstoff des Ebers. Es wirkt auf Sauen imperativ und löst sofortige

Paarungsbereitschaft aus. Androstenon wird wegen seiner heftigen Wirkung auch gerne als DAS Pheromon bezeichnet. Der unwiderstehliche Duftbefehl des Androstenons wird auch anderswo ausgenutzt. Trüffelschweine suchen die teuere Delikatesse nur deswegen, weil sie Androstenon enthält. Ausschließlich aufgrund des olfaktorischen Sexualreizes wühlen sie sich bis zu einen Meter in den Erdboden.

Beim Menschen gibt es etliche Indizien, dass Androstenon ebenfalls anregend oder zumindest anziehend wirken könnte. Im Schweiß der behaarten Körperzonen lässt sich reichlich Androstenon nachweisen. Männer sondern dramatisch mehr davon ab als Frauen. Und Frauen haben einen sehr feinen Sinn, diese Substanz zu erschnuppern, sie können das etwa zehnmal besser als Männer, vor allem während des Eisprungs. In einer Versuchsreihe in England wurden in einem leeren Wartezimmer einige Stühle mit Androstenon besprüht. Frauen, die freie Platzwahl hatten, setzten sich signifikant häufiger auf die präparierten Sessel. In einem anderen Test ließ sich derselbe Effekt in einem Theater nachweisen, nachdem dort einige Sitze mit Androstenon gewürzt wurden. In diesem Test waren auch Männer einbezogen, auch sie bevorzugten unbewusst die speziellen Sessel. Wenn Rechnungen nach Androstenon riechen, werden sie von Frauen bereitwilliger bezahlt.

Auch die körperlichen Auswirkungen des Androstenons auf Frauen sind offenbar nicht ohne. So steigt der Kortisonspiegel und in der Folge Blutdruck und Blutzucker. Allerdings ist dabei die Frage offen, ob der Kortisonspiegel eine Folge der gehobenen Stimmung ist oder durch den Geruch des Androstenons selbst zustande kommt.

TAUB FÜR ANDROSTENON

An sich hat Androstenon einen starken, urinähnlichen Geruch. Dass Androstenon nicht bewusst wahrgenommen wird, hängt nur teilweise mit den geringen Mengen zusammen, die der Körper ausscheidet. Rund 40 Prozent der Bevölkerung kann Androstenon gar nicht bewusst wahrnehmen, es liegt eine sogenannte partielle Anosmie vor. Bei Frauen ist diese etwas häufiger als bei Männern.

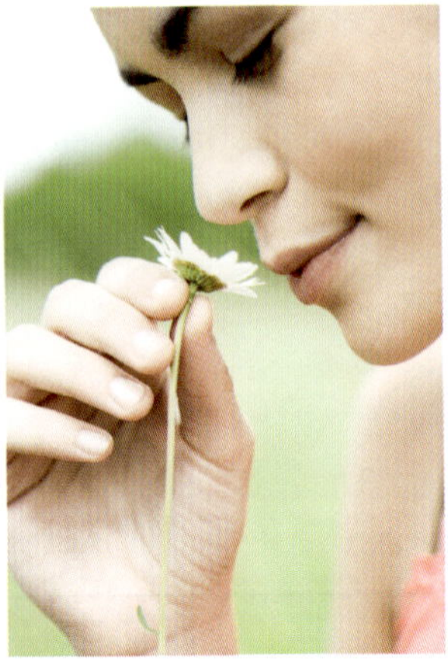

*„Das Geriech ist der Sinn der Phantasie.
Da er sie Nerven stärker anspricht, muss er auch das Gehirn stärker erregen. Darum belebt er für eine Weile die körperliche Verfassung, erschöpft sie jedoch auf die Dauer. Seine Wirkungen in der Liebe sind hinlänglich bekannt."*

Jean-Jacques Rousseau, Émile oder Über die Erziehung

Ein schon immer interessantes Phänomen

Berichte über die Wichtigkeit des Geruchs von potenziellen oder schon feststehenden Partnern sind fixer Bestandteil der Kulturgeschichte. Es gibt zahlreiche Schilderungen und Anekdoten von Berühmtheiten, die sich mit diesem Thema beschäftigen. Johann Wolfgang von Goethe etwa hatte ein Mieder der Frau von Stein, an dem er regelmäßig schnupperte. Napoleon ließ während seiner Heimkehr vom Russlandfeldzug an seine Frau Josephine depeschieren, sie solle sich nicht waschen, er sei in vier Tagen in Paris.

Auch beim „normalen Volk" gibt es eine Unzahl von Beispielen, wie sehr der Geruch mit der Partnerwahl und mit der Beziehung zusammenhängt. Auf den Philippinen tauschen Verliebte beim Abschied Wäschestücke aus, um den Partner wenigstens olfaktorisch bei sich zu tragen. Bei böhmischen Kirtagen war es üblich, dass die jungen Männer beim Tanzen ihre Taschentücher durch ihre nassen Achselhöhlen zogen und damit den jungen Frauen zuwinkten, während sie vorbeitanzten.

In Japan gab es laut mehrfacher Berichte eine Zeitlang eigene Schnüffel-Automaten, an welchen Männer getragene Slips von jungen Mädchen erwerben konnten, um daran zu schnuppern. Diese in den Bereich des Geruchsfetischismus fallende Eigenart wurde danach jedoch verboten. Angeblich gibt es dafür aber nun einen Schwarzmarkt im Internet. Andere

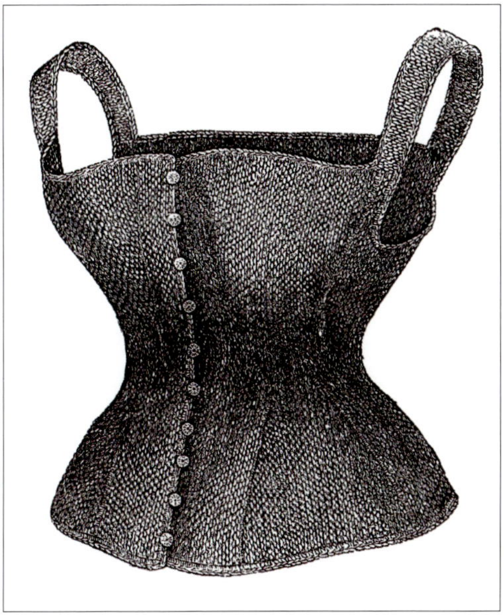

Quellen behaupten, es würde sich bei dieser Geschichte überhaupt um eine sogenannte Urban Legend handeln. Dass Menschen an getragenen Kleidungsstücken des anderen Geschlechtes gerne riechen, ist aber in der Duftforschung absolut bekannt und belegt.

Prinzipiell geben Verliebte bei dahingehenden Befragungen zu einer überwiegenden Mehrzahl an, dass der Geruch des Partners angenehme Gefühle hervorruft. Auch bei der wissenschaftlichen Überprüfung von Langzeitbeziehungen und der Ursachenforschung nach der Haltbarkeit dieser Partnerschaften spielt der Geruch eine überragende Rolle.

Freund und Feind

Nicht nur in der Partnerwahl trägt der persönliche Geruch zur Grundsatzentscheidung bei. Auch beim Erkennen und Qualifizieren des Gegenübers und beim Unterscheiden zwischen Freund und Feind spielt der Geruchssinn eine wesentliche Rolle. Aus dem Tierreich ist jedem bekannt, dass sich Tiere, egal welchen Geschlechts und egal, ob Artgenosse oder nicht, zuerst einmal ausgiebig beschnuppern, bevor sie entweder aggressiv, flüchtig oder zutraulich werden. Oft können Tiere schon über weite Strecken erkennen, ob vom anderen Tier Gefahr ausgeht oder ob es sich um einen harmlosen Fresskumpan handelt, der sich da nähert.

Beim Menschen ist durch seine besondere Entwicklungsgeschichte diese Erkennungsphase wesentlich differenzierter geworden. Wir können Freund und Feind am Habitus, an der Kleidung, am Aussehen, an den Gebärden usw. erkennen, ein primäres Wittern ist da nicht mehr notwendig und es würde auch als höchst merkwürdig empfunden werden, schnupperten wir beim „Grüßgott"-Sagen gleich einmal ausgiebig am Gegenüber. In manchen Kulturen ist das primäre Beschnuppern aber normal. Das berühmte „Nasenreiben" der Eskimos als Eigenart des Willkommenskusses hat den Sinn, gleich einmal den Duft des anderen aufzunehmen. Übrigens: Küsse aller Art sind generell geeignet, einander auch die persönlichen Duftqualitäten zu übermitteln.

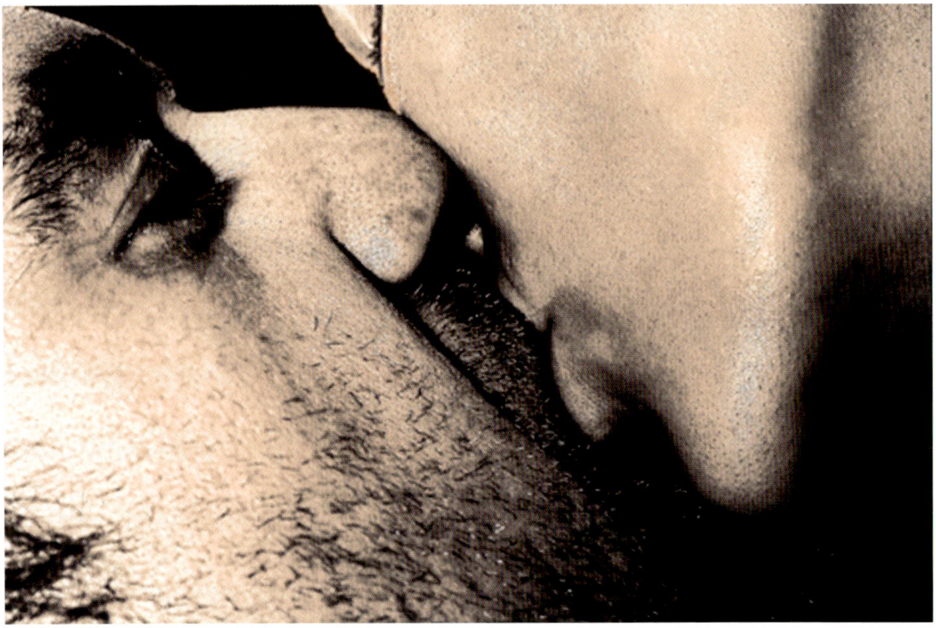

Im zwischenmenschlichen Bereich ist auch jenseits aller Partnerwahl-Gelüste der persönliche Geruch des anderen mitverantwortlich dafür, ob wir jemanden sympathisch finden oder nicht. Der Satz „Ich kann Dich nicht riechen!" gilt durchaus auch hier im wörtlichen Sinne. Jeder kennt wohl jemanden, den er „nicht riechen kann", und meistens hat dieses Phänomen seine realen olfaktorischen Gründe. Wer geruchsmäßig nicht zu einem passt, mit dem wird man sich auch nicht besonders gut verstehen – die Chemie stimmt dann eben einfach nicht.

Geheimdienste und Geruch

Erstaunliches trug sich weiland in der DDR zu. Weil der individuelle Geruch so unverwechselbar ist, kamen die hauptberuflichen Schnüffler auf eine eigentlich ihrer Tätigkeit am besten entsprechende Idee. Der berüchtigte Staatssicherheits-Dienst (die „Stasi") sammelte Gerüche von verdächtigen DDR-Bürgern für erkennungsdienstliche Zwecke. Gespeichert wurden diese Gerüche, die z.B. aus Kleiderproben gewonnen wurden, nahezu technologiefrei in einer Art von Einmachgläsern, die in speziellen Lagern gehortet wurden und dort für den Ernstfall bereitstanden.

Im Stasi-eigenen „Wörterbuch der politisch-operativen Arbeit" gab es dazu eine genaue Anleitung, wie die Agenten zu verfahren hatten, wenn sie Gerüche sammeln und eine Geruchskonserve anlegen mussten. Wie oft diese Proben im täglichen Agentenleben dann verwendet wurden oder ob die staatlichen Häscher damit große Fahndungserfolge erzielten, ist allerdings nicht bekannt. Man geht davon aus, dass die Geruchsdifferenzierung erst in den Kinderschuhen steckte, als die DDR kollabierte und daher die Dokumentation der Einsätze noch rudimentär war. Jedenfalls kann man die originalen Einmachgläser heute im DDR-Museum in Berlin bestaunen.

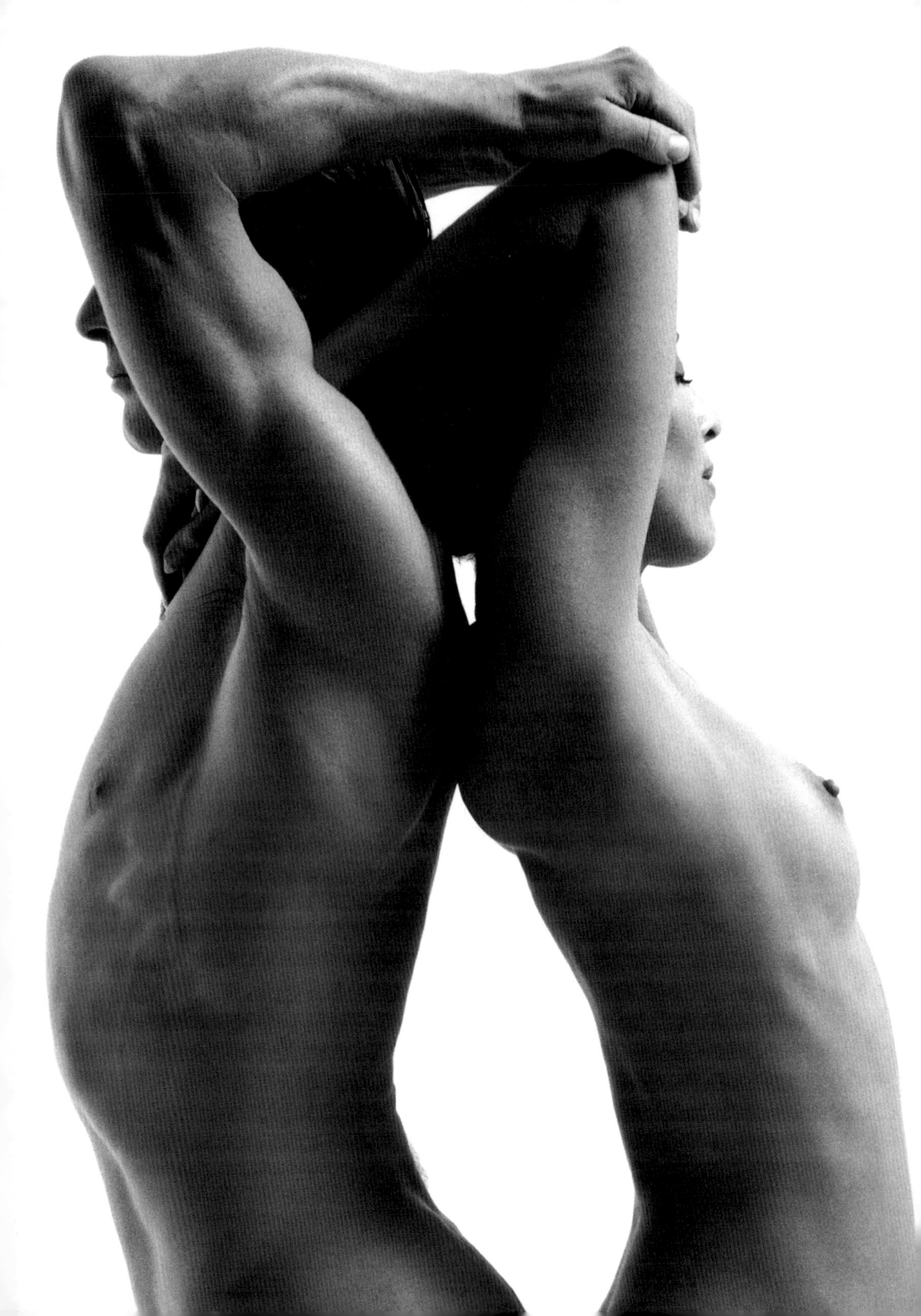

Der erste Sinn und was wir darüber wissen

EIGENTLICH IST DER GERUCHSSINN UNSER „ERSTER" SINN. DER MOLEKULARE MECHANISMUS DES RIECHENS IST HEUTE DERSELBE WIE VOR MILLIONEN JAHREN. RIECHEN ALS MÖGLICHKEIT DER WAHRNEHMUNG DER AUSSENWELT, WAR MUSTER UND VORBILD FÜR ANDERE SINNE WIE HÖREN ODER SEHEN. ZUM BEISPIEL, WAS DIE ART UND WEISE BETRIFFT, WIE DIE AUFGENOMMENEN REIZE BEZIEHUNGSWEISE SIGNALE DURCH DAS NERVENSYSTEM WEITERVERARBEITET WERDEN. IN DER GANZEN TIERWELT WIRD DIE UMGEBUNG NACH WIE VOR ZU EINEM WESENTLICHEN TEIL DURCH ANALYSE CHEMISCHER SIGNALSTOFFE ERKUNDET, NAHRUNG, FEINDE UND SEXUALPARTNER WERDEN AUF DIESEM WEG ERKANNT.

Als die Entwicklungsgeschichte der Lebewesen noch ziemlich am Anfang stand und erst bei einfachen Gebilden angekommen war, die in etwa mit einer Zelle vergleichbar sind, gab es nur eine Möglichkeit, die Umwelt wahrzunehmen, Signale an andere Zellen zu senden, Kontakt zum Zweck der Fortpflanzung aufzunehmen – und das war mit Hilfe von Chemorezeptoren. Man geht davon aus, dass der erste „Sinn" dieser Ur-Ur-Lebewesen ein chemotaktischer gewesen ist. Das „Sinnesorgan" waren Rezeptoren in der Zellwand, die bestimmte Substanzen erkennen konnten. Darauf konnten die Zellen reagieren, sei es, indem sie sich veränderten, sich in Richtung einer Nährstoffquelle bewegten oder sich einem potenziellen „Sexualpartner" näherten.

Im Lauf der Entwicklungsgeschichte entstehen neue Lebewesen, andere Gehirnareale werden größer, weil andere Aufgaben des Gehirns wichtiger werden. Das Riechzentrum aber bleibt bestehen. Die neuen Gehirnareale entwickeln sich quasi um das Riechhirn herum. Das Riechhirn ist also einer der entwicklungsgeschichtlich ältesten Teile des Ge-

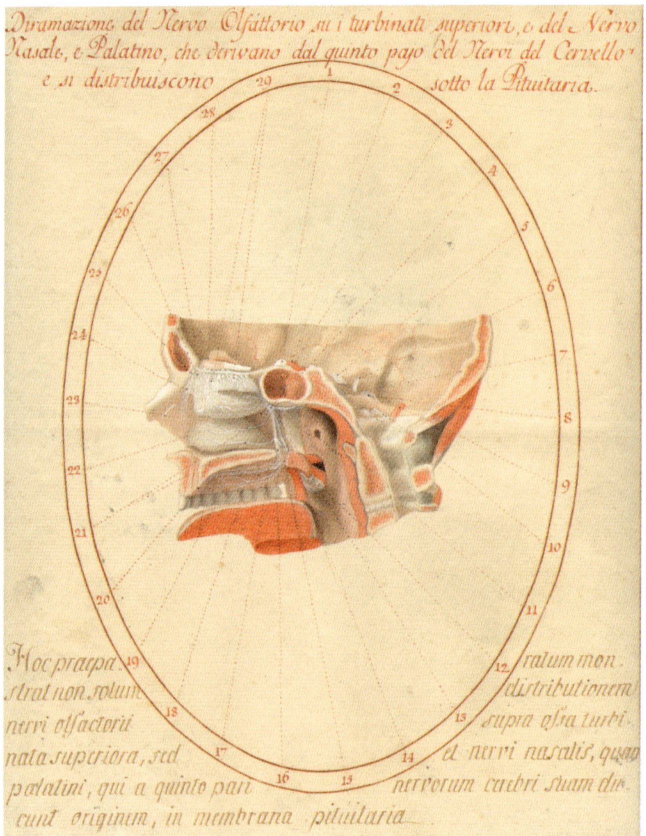

In oberen Nasenraum befindet sich das Riechepithel, von dem Nervenfortsätze durch das Siebbein in den Bulbus olfaktorius führen.

hirns. Dazu gehört das Limbische System, das unsere Gefühle (mit)bestimmt und verwaltet. Informationen über Gerüche werden auf dem kürzesten Weg dorthin geleitet und sofort gespeichert. Von allen Sinnen hat der Geruchssinn den besten und schnellsten Zugang zum Unterbewusstsein. In die „modernen", „höheren" Regionen, wo Gerüche identifiziert und benannt werden, gelangen sie erst über Umwege. Nicht von ungefähr werden Düfte im Allgemeinen durch sich selbst erklärt. „Es riecht nach Rosen" – und wie riechen Rosen eigentlich? Na ja, wie Rosen. Eben.

Damit wird auch verständlich, warum Gerüche in erster Linie Gefühle auslösen und Erinnerungen wecken. Jeder hat das schon erlebt: In der Sekunde, in der ein Duft aufgenommen wird, steigen Erinnerungen auf, so lange sie auch zurückliegen mögen, Bilder und Gefühle sind plötzlich da, die man schon längst vergessen glaubte. Ein klassischer Auslöser für Erinnerungen an die Kindheit ist der Duft nach Keksen und Gewürzen in der Weihnachtszeit. Der Geruch nach Holzleim in der Werkstatt des Großvaters, die Atmosphäre, die Stimmung, die Gefühle, die da waren. Ein ganz spezifischer Duft nach frischer Wäsche oder vielleicht weniger angenehm ein Geruch nach Kohl im Stiegenhaus. Die Macht der Erinnerung bei Gerüchen kann auch ein verdorbener Magen eindrucksvoll belegen. Noch Jahre nach einer Fischvergiftung kann Fischgeruch einen Würgereflex auslösen.

DIE VERBINDUNG BLEIBT

Gerüche sind besonders gute Brücken in die Vergangenheit. Warum ist eigentlich so oft die Rede von sehr lange zurückliegenden Erlebnissen? Neuere wissenschaftliche Untersuchungen können erklären, warum. Am besten im Gedächtnis bleiben nämlich offenbar diejenigen Eindrücke und Erlebnisse, die dann da waren, als man den Geruch das erste Mal wahrgenommen hat. Dabei entstehen spezielle Aktivierungsmuster in Amygdala und Hippocampus. Die ersten Verknüpfungen mit einem Geruch hinterlassen die tiefsten Spuren. Interessanterweise bleiben unangenehme Dinge noch besser im Gedächtnis als angenehme. Das könnte als Mahnung zur Vorsicht sinnvoll sein.

Die Riechschleimhaut – eine höchst interessante Ansammlung von Zellen

Die äußere Innenwand der Nase bildet in den oberen Regionen drei Muscheln, die sogenannten Conchen, die den Luftstrom so lenken, dass er an der Riechschleimhaut vorbeistreicht. Beim Schnüffeln wird das intensiviert. Geruchsstoffe werden nicht nur beim Einatmen wahrgenommen. Für die Wahrnehmung von Aromastoffen in der Nahrung spielt auch der Luftstrom aus der Ausatemluft eine große Rolle. Fachleute sprechen von retronasalem Riechen. Duftstoffe können auch über das Blut in die Ausatemluft gelangen. Wenn eine Injektion riechende Substanzen enthält, gelangen diese durch die Lunge in die Ausatemluft und werden in der Riechschleimhaut wahrgenommen.

Die Riechschleimhaut befindet sich in der obersten dieser Muscheln, ist beim Menschen 4 bis 5 cm^2 groß und enthält die für das Riechen zuständigen Sinneszellen. Wie viele wir davon haben, ist nicht so ganz klar, die Angaben schwanken zwischen 10 und 100 Millionen. Daneben finden sich Stützzellen und Baselzellen, aus denen die Sinneszellen alle ein bis zwei Monate erneuert werden. Das ist eine weitere Besonderheit beim Geruchssinn.

Die Sinneszellen erkennen Duftmoleküle mittels Rezeptoren, wandeln die Information in elektrische Impulse um und leiten diese über feine Nervenfasern zum Geruchsnerv (Nervus olfaktorius). Ist hier nun die Rede von Sinneszellen oder von Nervenzellen? Beides. Bei den Riechzellen handelt es sich um sogenannte bipolare Zellen. An dem Ende, das in der Riechschleimhaut sitzt, befinden sich die Rezeptoren für Duftstoffe. Das andere Ende der Zelle bildet einen langen Nervenfortsatz, der durch das Siebbein – eine wie der Name schon sagt löchrige Knochenplatte oberhalb der Nase – hindurch zum Riechkolben (Bulbus olfaktorius) führt. Wir haben zwei davon, einen für jede Nasenhälfte.

Auffallend ist dabei nicht nur die Tatsache, dass sich die Riechzellen samt Nervenfortsatz so häufig erneuern. Auch für Wissenschafter erstaunlich ist die Tatsache, dass der Nervenfortsatz immer exakt dorthin wächst, wo er hingehört – zu einem ganz bestimmten Nervenknotenpunkt (Glomerulus) im Riechkolben, der speziell für diesen und nur diesen Rezeptortyp da ist.

Das Riechepithel enthält auch Zellen mit Pigmenten. Man vermutet, dass sie Strahlung im

Infrarotbereich registrieren können und mit der Geruchssensibilität zu tun haben. Beim Menschen sind sie hellgelb gefärbt, bei Hunden braun.

Außerdem wurden im Riechepithel Rezeptoren gefunden, die Ähnlichkeiten mit den Pheromonrezeptoren im Vomeronasal-Organ der Tiere besitzen. Dass sie auch beim Menschen funktionieren, konnte bisher nicht bewiesen werden. Bei Mäusen wurde ein weiterer Rezeptortyp entdeckt, der flüchtige Amine erkennt, die im Urin vorkommen und chemische Informationen über Stress-Situationen und Fortpflanzungsbelange liefert.

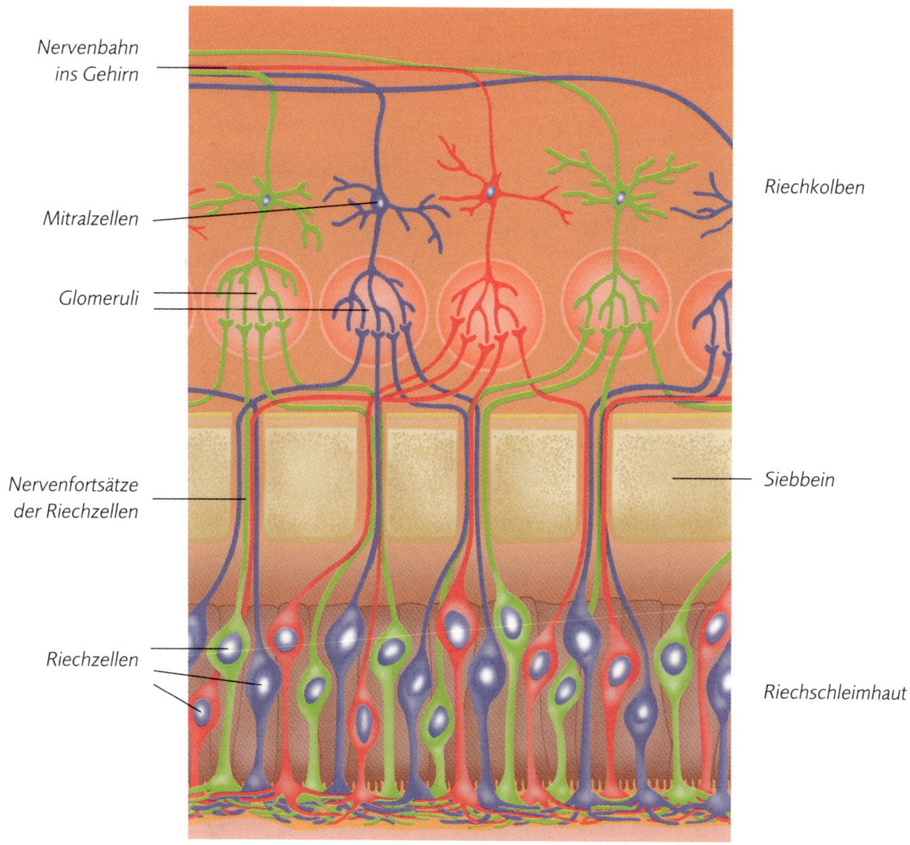

Am kürzesten Weg ins Gehirn

Der Reiz entsteht in einer Riechzelle, die ein Duftmolekül erkennt und die entsprechende Information in den Riechkolben leitet, der anatomisch gesehen eine Ausstülpung des Gehirns ist. Funktionell betrachtet ist er eine Relaistation für Nervenzellen. Im Riechkolben herrscht Ordnung. Die Nervenfortsätze der Sinneszellen enden nicht irgendwo in dem kleinen Kolben, sondern in exakt definierten Bereichen, den sogenannten Glomeruli. In diesen Nervenknotenpunkten treffen sich die Nervenfortsätze der Sinneszellen mit Nervenzellen des Gehirns (Mitralzellen), um ihre Informationen weiterzugeben. Eine Mitralzelle nimmt die Informationen von rund tausend Riechzellen auf. Es gibt so viele Typen von Glomeruli als es Typen von Rezeptorzellen gibt, also rund 350.

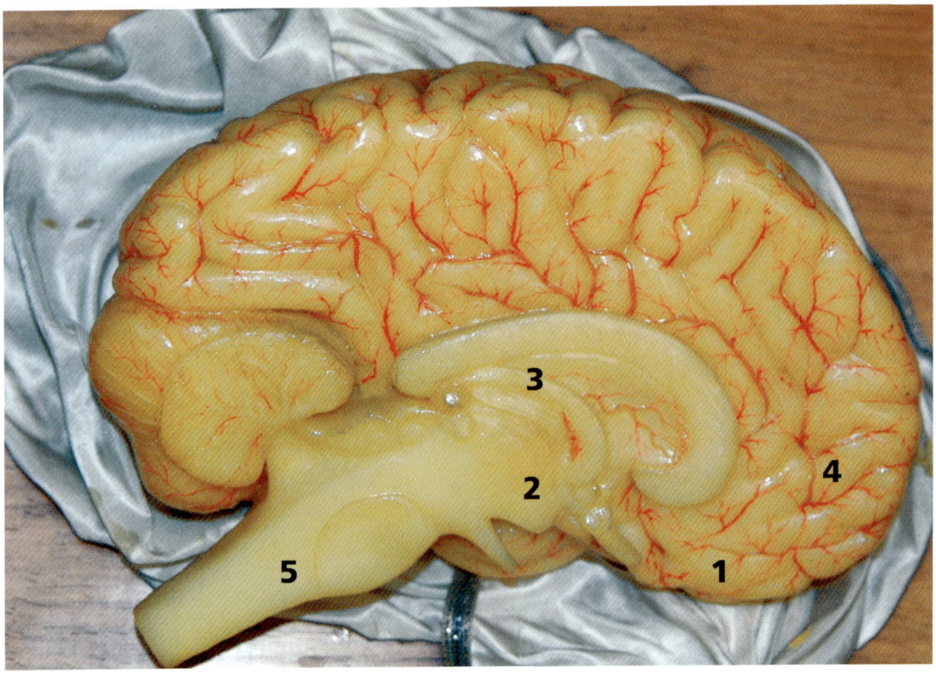

1 *Riechkolben* **2** *Limbisches System* **3** *Thalamus* **4** *Orbitofrontaler Cortex* **5** *Rückenmark*

Wie beim menschlichen Gehirn nicht anders zu erwarten, wird die Verschaltung zwischen den Nervenfortsätzen der Riechzellen und den Mitralzellen in einer sehr komplexen Art und Weise von verschiedenen Faktoren beeinflusst – gehemmt, gefördert, verstärkt und umgelenkt. Das kann aber getrost den Neurologen überlassen werden.

Aus dem Riechkolben führen Nervenbahnen (v.a. der Riechstrang Tractus olfaktorius) in Richtung Gehirn, um die Informationen weiterzuleiten. Die meisten Nervenfasern münden im Limbischen System tief im Gehirn, nur wenige führen zur Großhirnrinde.

- Oberste Priorität hat die Benachrichtigung des Gefühlszentrums. Das Limbische System mit unter anderem dem Mandelkern (Amygdala) regiert über unsere Gefühle und Motivationen.
- An zweiter Stelle steht die Benachrichtigung des Erinnerungszentrums. Die als Hippocampus bezeichnete Hirnregion gehört ebenfalls zum Limbischen System und spielt eine wesentliche Rolle bei der Speicherung und Verarbeitung von Erinnerungen. Ihren Namen verdankt sie der Ähnlichkeit mit einem Seepferdchen.
- Der längste Weg – wobei „lang“ hier ein sehr relativer Begriff ist, denn diese Vorgänge spielen sich in Bruchteilen von Sekunden ab – führt über den Thalamus (das Tor zum Bewusstsein!) in den orbitofrontalen Cortex. Die für die Identifikation von Gerüchen zuständigen Regionen in der Großhirnrinde werden als letztes über den aufgenommenen Geruchsreiz in Kenntnis gesetzt.

Was einen Duftstoff ausmacht

Nicht alles riecht. Warum nicht? Damit eine Substanz zu einem Duftstoff wird, muss sie einige Voraussetzungen erfüllen. Wir bewegen uns nicht mehr im Urmeer, und damit können wir relativ wenig mit Duftstoffen anfangen, die sich im Wasser befinden. Sie müssen uns schon in die Nase „steigen“ können. Duftstoffe für Landtiere, so wir Menschen es sind, müssen daher einen gewissen Dampfdruck haben. Die meisten sind daher bei Raumtemperatur mehr oder weniger flüchtig und kleine Moleküle. Eine große Rolle für die Erkennung eines Duftstoffs spielt allen Diskussionen zum Trotz offenbar die Form. Auch die elektrische Ladung der Duftmoleküle ist wichtig. Wiewohl viele Duftstoffe relativ hydrophobe Moleküle sind, können auch hydrophile Substanzen von den Riechrezeptoren erkannt werden.

Es gibt eine Reihe von unterstützenden Mechanismen, die dafür sorgen, dass Duftstoffe nah genug an die Sinneszellen herankommen, damit sie von den Rezeptoren gebunden und damit erkannt werden können. Die Nase ist ja von einer Schleimschichte ausgekleidet. Damit die Rezeptoren davon nicht ganz verdeckt werden, sitzen sie an Fortsätzen (Cilien), die in und durch die Schleimschichte ragen. Außerdem wird angenommen, dass sich gewisse Substanzen an die Duftstoffe anlagern, um deren Passage durch die Schleimschicht und die Bindung an die Rezeptoren zu erleichtern. Stark hydrophobe Duftmoleküle kommen dank dieser OBPs (Odorant-Binding-Proteins) durch die stark wasserhaltige Schleimschicht überhaupt erst durch. Weiters dürften sie den Zugang von Duftstoffen zu den Rezeptorproteinen (mit)steuern. Einerseits, indem sie Duftstoffe „einsammeln" und damit deren Konzentration in der Riechschleimhaut – sprich die Geruchsempfindlichkeit – erhöhen. Andererseits, indem sie Überschüsse an Duftstoffen „abfangen".

Wie fein die Unterschiede in der Molekülstruktur sind, die Riechzellen registrieren, zeigt das Beispiel der Isomere. Die chemische Formel der beiden Isomere ist gleich, sie unterscheiden sich nur wie Bild und Spiegelbild. Während Vanillin, wie der Name sagt, nach Vanille riecht, ist das Iso-Vanillin praktisch geruchlos. Während R-(+)-Limonen nach Orangen riecht, verbreitet S-(-)-Limonen den Duft von Zitronen.

Die Erkennung beziehungsweise Bindung zwischen Duftstoff und Duftrezeptor löst eine biochemische Kettenreaktion aus, in deren Verlauf die Konzentration bestimmter Botenstoffe (cAMP) in den Zellen steigt, worauf sich die Ionenkonzentration ändert – positiv geladene Natrium- und Kalziumionen strömen ein – und damit das elektrische Membranpotenzial. Die Signalkaskade in Riechzellen bis zur Erregung der zuständigen Nerven ist bei Riechzellen komplexer als bei anderen Sinneszellen. Es gibt bei verschiedenen Typen von Riechzellen auch verschiedene Varianten dieser Signalkaskaden. Es geht hier so kompliziert zu, weil der Kontakt zwischen Duftstoff und Rezeptor nur relativ kurz dauert und daher vielfach verstärkt werden muss.

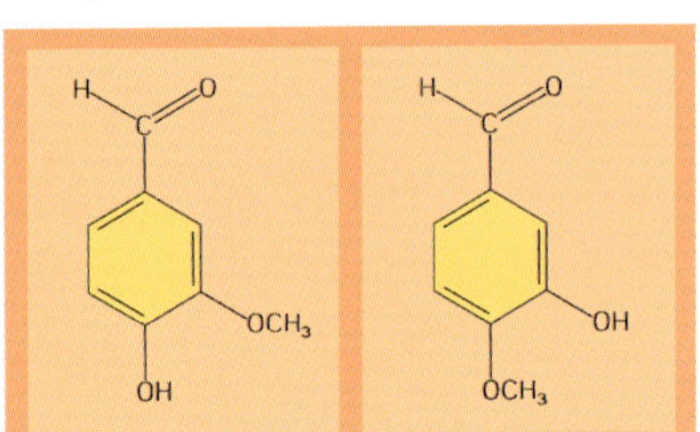

Vanillin und sein fast geruchloses Isomer Iso-Vanillin.

Die Suche nach einem System der Duftstoffe

Dem menschlichen Drang zum Systematisieren und Klassifizieren – also nach Ordnung – folgend gibt es eine Reihe von Ansätzen für ein System der Geruchsstoffe. Der britische Physiologe John E. Amoore ließ Versuchspersonen so lange an verschiedenen Gerüchen schnuppern, bis sie diese nicht mehr wahrnehmen konnten. Dann untersuchte er, was sie noch riechen konnten. Aus den Daten entwarf er ein System von Duftstoffen, das in erster Linie auf der Form der Moleküle und in zweiter Linie auf deren elektrischer Ladung aufgebaut ist. Demnach würden Duftstoffe aus kugelförmigen Molekülen einen kampferartigen Geruch verbreiten und längliche Moleküle mit einem Ring und einer Kette einen blumigen Geruch. Doch das ist nur eine Hypothese.

Das letzte Wort ist noch nicht gesprochen. Denn für eine genaue Analyse der Bindung zwischen den Rezeptoren und Duftstoffen müsste man bei allen Rezeptoren Struktur und Funktion genau kennen. Das ist aber erst von vieren der Fall. Manche Experten nehmen an, dass sich dieses System zumindest in Teilen halten wird und in ein definitiv gültiges einfließt. Dafür spricht zum Beispiel, dass es spezielle Anosmien erklären kann. Bisher hat jedenfalls keiner der anderen Versuche einer Klassifizierung von Duftstoffen das Amoore'sche System wirklich ersetzen können.

Duftrezeptoren – Nobelpreis-würdige Proteine

Der Geruchssinn war lange ein Rätsel und ist es in einem gar nicht so kleinen Ausmaß noch immer. Erst Anfang der 1990er Jahre wurde die Genfamilie der Geruchsrezeptoren der Säugetiere entdeckt, und zwar von Linda B. Buck und Richard Axel, die für ihre grundlegenden Arbeiten über das Riechen 2004 den Nobelpreis für Medizin erhielten. Die beiden Wissenschafter klärten auch die grundsätzliche Struktur von Riechrezeptoren auf sowie die Prinzipien der Verarbeitung von Geruchsreizen im Gehirn. Den Forschungen auf dem Gebiet des Geruchssinns wurde damit gewissermaßen ein Adelsprädikat verliehen, zuvor galt die Beschäftigung mit diesem Sinn als nicht besonders prestigeträchtig. Heute arbeiten zahlreiche Forscherteams weltweit daran.

Die rund 1.000 Gene der von Buck und Axel beschriebenen Genfamilie macht etwa zwei

Prozent des menschlichen Genoms aus, und das ist eine ganze Menge. Bei allen Tieren bilden die Rezeptoren für Duftstoffe die größte Genfamilie. Diese Genfamilie ist wahrscheinlich die vielfältigste, die wir haben, vielfältiger noch als die Gene für das ungemein komplexe Immunsystem. Ein beträchtlicher Teil davon ist jedoch stillgelegt und nicht mehr aktiv. Rund 350 davon dienen heute als Vorlage für die Riechrezeptoren, die in der Zellmembran der Riechzellen sitzen. Riechzellen sind auf einen Rezeptortyp spezialisiert. Erst einige wenige Rezeptorgene wurden bisher kloniert, das heißt die entsprechenden Proteine hergestellt und deren Funktion nachgewiesen. Dazu gehören die Rezeptoren für Helional (erinnert an Meeresluft), Bourgeonal (synthetischer Maiglöckchenduft) und Beta-Ionen (Veilchenduft).

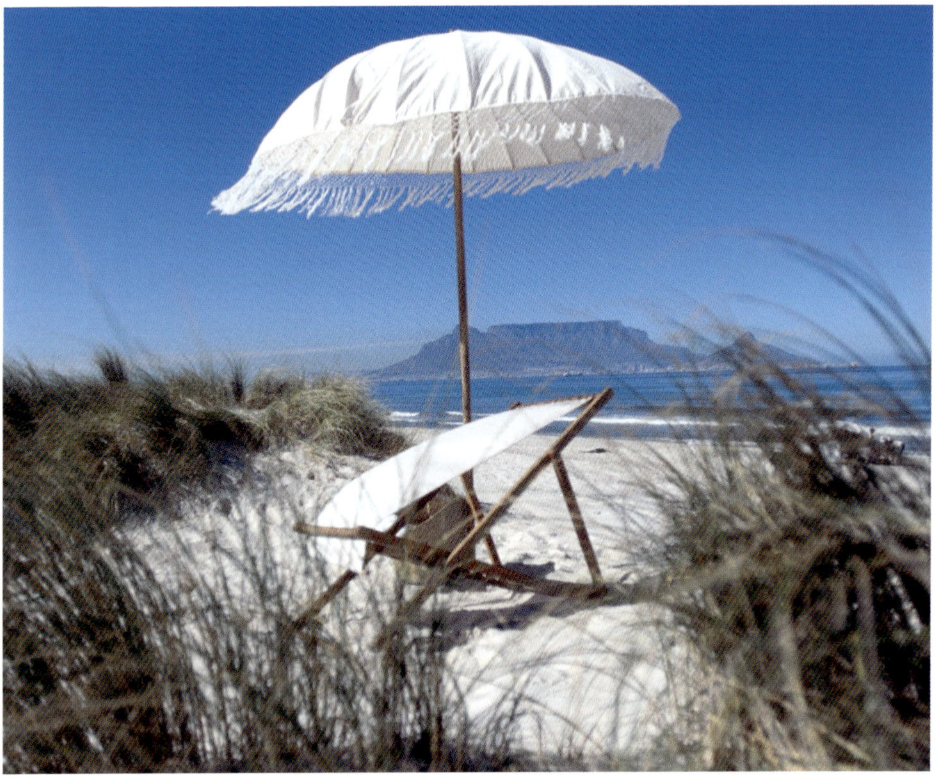

Nun ist die Frage, warum denn so viele Geruchsgene stillgelegt worden sind. Eine Hypothese besagt, dass die Entwicklung des Sehens ein so durchschlagender Erfolg war, dass der Geruchssinn zurückgedrängt wurde. Man könnte auch sagen, das Sehen wurde gegen das Riechen „eingetauscht". Im Übrigen wird auch angenommen, dass mit der Entwicklung des Farbsehens auch die Fähigkeit, Pheromone (mehr oder weniger bewusst) wahrzunehmen, zurückgegangen ist.

Freilich – elegant ist die Konstruktion des Geruchssinns nicht wirklich. Wenn man bedenkt, dass der Mensch mit nur drei Typen von Lichtsinneszellen alle Farben der Welt wahrnehmen kann, so erscheinen 350 Arten von Riechzellen doch etwas umständlich. Aber der Geruchssinn ist eben unser ältester Sinn. Alt aber gut, kann man da nur sagen.

Unendlich viele Düfte

Theoretisch können wir unendlich viele Düfte wahrnehmen, jedenfalls mehr als die immer wieder genannten 10.000. Diese Zahl beruht auf nicht mehr gültigen Annahmen und ist sicher zu niedrig. Da ist nun die Frage, wie wir das mit lediglich rund 350 unterschiedlichen Rezeptoren bewerkstelligen können. Die erste Antwort lautet: Kombination. Düfte sind praktisch immer aus mehreren riechenden Substanzen zusammengesetzt. Es können hunderte, ja tausende sein. Kaffee zum Beispiel enthält an die 800 Duft- beziehungsweise Aromastoffe, von denen die meisten beim Rösten entstehen. Koffein gehört nicht dazu, das schmeckt bloß bitter. Das Aroma von Rotwein setzt sich aus rund 1.000 Duft- beziehungsweise Aromastoffen zusammen, von denen rund 50 den Geschmack am meisten prägen. Parfums bestehen aus 50 bis 250 Einzelsubstanzen, wobei allerdings Pflanzenextrakte dabei sein können, die wiederum sehr viele verschiedene Duftstoffe enthalten.

Die unterschiedlich zusammengesetzten Gerüche erzeugen im Gehirn unterschiedliche und unverwechselbare Eindrücke. Die zweite Antwort lautet: Mehrfache Nutzung eines Rezeptortyps. Die Bindung zwischen Duftstoff und Duftrezeptoren kann perfekt oder nicht ganz so perfekt ausfallen, je nachdem, wie genau sie zusammenpassen. Die Abstufungen in der Bindungsfestigkeit resultieren in unterschiedlichen Duftinformationen an das Gehirn. Nicht immer heißt es Ganz-oder-gar-nicht wie beim Vanillin und seinem Isomer.

Somit ergibt sich bei jedem Duftgemisch ein ganz spezifisches Erregungsmuster im

Gehirn, das aus den Informationen der einzelnen Substanzen resultiert. Diese Erregungsmuster im Gehirn werden als Duftkarten bezeichnet. Zu sehen wären sie, wenn die aktivierten Bereiche leuchten würden. So weit, so nachvollziehbar. Was nun auch hartgesottene Naturwissenschafter staunen lässt, ist die Tatsache, dass ein bestimmter Geruch bei jedem Menschen im Prinzip dieselbe Duftkarte im Gehirn aktiviert.

Zu den vielen faszinierenden Aspekten des Geruchssinns gehört weiters die relativ neue Erkenntnis, dass eine Mischung von Düften nicht einfach eine addierte Duftkarte ergibt. Es werden teilweise völlig andere Gehirnregionen aktiviert, und es entsteht eine neue Duftkarte. Wir sind ja auch nicht besonders gut darin, die Komponenten von Duftmischungen zu erkennen.

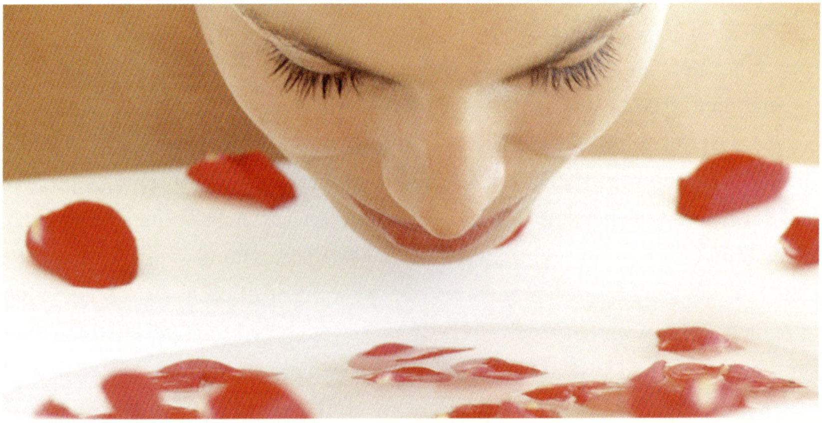

VIELFALT DER DÜFTE

Wir erkennen wesentlich mehr Gerüche als wir Riechzellen haben. Einerseits werden unterschiedliche Geruchsstoffe unterschiedlich fest von den Rezeptoren gebunden, was unterschiedliche Geruchseindrücke hervorruft. Andererseits bestehen die meisten Düfte aus vielen verschiedenen Substanzen, deren Mischung spezifische Erregungsmuster im Gehirn – sogenannte Duftkarten – hervorruft.

Zu viel des Guten oder: Man gewöhnt sich an alles

Parfum in Überdosis kann den Atem rauben – aber nur denjenigen, die es nicht benutzen. Denn selbst merkt man es nicht mehr, wenn man zu oft auf den Zerstäuber gedrückt hat. Man hat sich daran gewöhnt. Oder man erntet Proteste, wenn man im Winter ins Besprechungszimmer kommt und sofort lüften möchte. Diejenigen, die schon lange drin sitzen, merken den muffigen Geruch nämlich nicht mehr. Sie haben sich daran gewöhnt.

Anders gesagt: Die Riechrezeptoren haben sich selbst abgeschaltet. Das passiert, wenn sie länger als etwa 20 Minuten mit einem Geruch konfrontiert werden. Dabei treten mehrere Mechanismen in Aktion, bei denen es sich um Feedback-Mechanismen handelt. Die Ionenkanäle, durch die positiv geladene Ionen in die Zelle strömen, werden durch eben diese Ionen blockiert, sobald sie im Überschuss in der Zelle vorhanden sind. Auch auf anderen Ebenen, innerhalb der Riechzellen als auch im Gehirn, treten solche Feedback-Mechanismen auf. Ein Abschalten bei anhaltendem Reiz kommt auch bei allen anderen Sinnesorganen vor und hat den Sinn, diese und vor allem das Gehirn vor einer Reizüberflutung zu bewahren. Außerdem ist die Nachricht über den Duftstoff ja schon eingetroffen – warum also ständig dasselbe berichten.

Ein gewisser Erholungseffekt für die Riechzellen kommt auch dadurch zustande, dass sich die Nasenlöcher quasi abwechseln. Der Hauptluftstrom beim Einatmen geht etwa drei Stunden durch das eine und drei Stunden durch das andere Nasenloch.

In der Adaption der Riechzellen an anhaltende Reize liegt auch der Grund, warum Tiere einer Fährte im Zick-Zack-Kurs folgen. Sie vermeiden dabei, die Sensibilität für den Geruch, dem sie folgen, zu verlieren. Nach einer kurzen Abstinenz kehrt die Sensibilität wieder und die Suche kann weitergehen. Übrigens schafften es bei einem Experiment auch zwei Drittel der Menschen, einer Fährte auf diese Weise zu folgen. Die Versuchspersonen sollten dabei mit verbundenen Augen und mit Ohrenklappen als Schutz gegen Ablenkungen die Quelle eines Schokoladedufts finden.

Ein Geruch kann auch deshalb „verschwinden", weil die Rezeptoren von einem anderen Stoff besetzt und damit blockiert worden sind. Wie vor nicht allzu langer Zeit herausgefunden wurde, beruht die zuvor unbekannte Wirkung eines Anti-Mücken-Mittels auf genau diesem Effekt – der Mensch kann von den stechenden Plagegeistern nicht mehr als Nahrungsquelle identifiziert werden und daher in Frieden leben.

Gar nicht so schlecht

Im Gegensatz zur häufig geäußerten Ansicht, dass der Geruchssinn des Menschen eher kümmerlich ist, sind die Fähigkeiten gar nicht so schlecht – von der Tatsache einmal abgesehen, dass wir uns tatsächlich zu wenig um den Geruchssinn kümmern und uns dadurch selbst in unseren Wahrnehmungsmöglichkeiten beschneiden. Dass der Mensch im Vergleich zu vielen Tieren nicht besonders gut aussteigt, liegt nicht daran, dass die Sinneszellen weniger leistungsfähig wären, sondern an der im Vergleich mickrigen Menge und gering bis gar nicht ausgeprägten Spezialisierung. Manche Tiere haben auch wesentlich mehr Typen von Rezeptoren. Während der Mensch so wie die Schimpansen mit 350 auskommen muss, stehen Mäusen rund 900, Hunden etwa 1.000 und Ratten gar 1.500 Rezeptortypen zur Verfügung. Hunde haben etwa zehnmal so viele Riechzellen wie Menschen, Eisbären 50-mal so viele.

Die größere Palette und Zahl von Riechrezeptoren dürfte aber gar nicht ausschlaggebend sein für die in mancher Hinsicht ungleich besseren Fähigkeiten der Hunde in Sachen Schnuppern. Wirklich gut sind Hunde bei Gerüchen, für die sie hochspezialisiert sind, zum Beispiel Schweiß, insbesondere Buttersäure. Im Vergleich zum Menschen sind sie da etwa 1.000 Mal sensibler. Angesichts der Tatsache, dass dies für die Jagd und damit die Nahrungsbeschaffung eine Überlebensfrage und somit von zentraler Bedeutung ist, ist das ja auch sinnvoll. Für den Menschen trifft es sich dann aber schon sehr gut, dass Hunde für das Aufspüren von Rauschgift oder Sprengstoff ausgezeichnet trainiert werden können. Sprengstoff kann übrigens auch mit Hilfe von Ratten gesucht und ge-

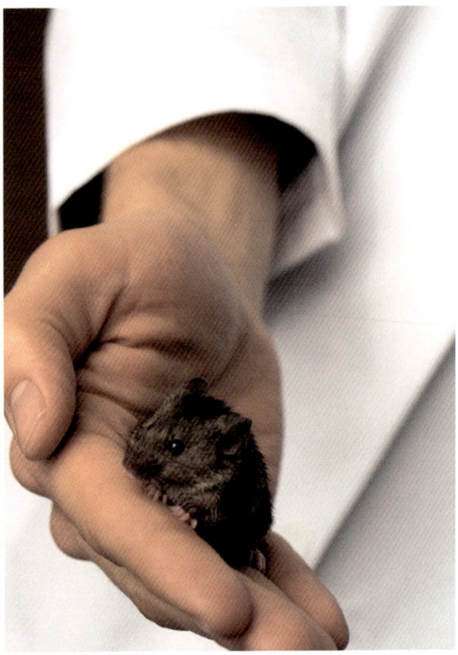

Mäuse besitzen mehr Typen von Riechrezeptoren als Menschen.

funden werden. Die Zusammenarbeit mit Hunden ist aber doch wesentlich angenehmer. Die viel zitierte beeindruckende Geruchsleistung der Seidenspinnermännchen bei der Suche nach Weibchen geht ebenfalls auf eine extreme Spezialisierung zurück. Die Falter schaffen es, einige wenige Moleküle von Sexuallockstoffen der Weibchen über Kilometer hinweg wahrzunehmen. Allerdings haben sie auch nicht viel mehr als diese Rezeptoren.

Was das Riechen beeinflusst

Das Riechvermögen wird durch verschiedene Faktoren beeinflusst, die noch nicht ganz geklärt sind. Wie fein die Nase eines Menschen ist, hängt zum Teil von kleinen Variationen der Gene ab, die für Riechrezeptoren, Weiterleitung der Reize und Verarbeitung im Gehirn verantwortlich sind. Eine große Rolle spielen die Lebensgewohnheiten, also schlicht und einfach die Übung. Die etwas bessere Riechleistung der Frauen wird unter anderem mit ihrer Hormonlage, sprich dem Geschlechtshormon Östrogen, in Zusammenhang gebracht. Allerdings hatten Versuche keinen Erfolg, dieses Hormon zur Behandlung von Riechstörungen einzusetzen. Frauen können Gerüche nicht nur besser wahrnehmen und erkennen – sie lassen sich zum Beispiel durch Parfums nicht so leicht täuschen wie Männer –, sondern haben auch ein etwas besseres Riechgedächtnis. Während einer Schwangerschaft können die seltsamsten Veränderungen beim Geruchsempfinden auftreten, diese sind jedoch individuell so verschieden, dass sich keine allgemein gültigen Aussagen treffen lassen.

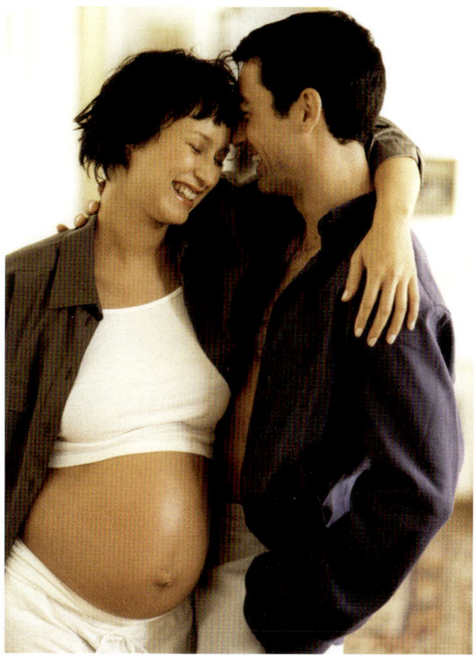

In der Schwangerschaft kann das Geruchsempfinden stark schwanken.

Ist die Luft sehr trocken, ist das Riechvermögen etwas schlechter, weil die Nasenschleimhaut austrocknet und dadurch der Molekültransport im Mucus (Schleim) zäher wird. Wenn es sehr kalt ist, nimmt man weniger Gerüche wahr, weil aufgrund des verringerten Dampfdrucks weniger Moleküle in der Luft sind. Wenn man satt ist, registriert man Essensgerüche weit weniger gut (und gern) als wenn man hungrig ist. Ob aber Raucher – abgesehen von der ersten Viertelstunde nach einer Zigarette oder Kettenrauchern – wirklich schlechter riechen können als Nichtraucher ist nicht so ganz klar. Auf manche Substanzen dürften Raucher sogar empfindlicher reagieren, zum Beispiel synthetischen Moschusgeruch. Und einige der besten Parfumeure haben geraucht wie ein Schlot.

Wahrnehmungsschwelle ist nicht gleich Erkennungsschwelle. Um einen Geruch zu erkennen, muss er in deutlich höherer Konzentration vorliegen. Exakte Zahlen gibt es dazu nicht, die Angaben schwanken zwischen dem 10- und dem 50-Fachen der Wahrnehmungsschwelle. Auch der Mensch besitzt bei gewissen Gerüchen eine sehr feine Nase und braucht sich vor anderen Geruchsspezialisten nicht zu verstecken. Training macht dabei sehr viel aus, so können geübte Weinkenner 50-mal besser erkennen, ob ein Wein korkt oder nicht. Allerdings wird diese Fähigkeit bald nicht mehr so gefragt sein, da Weinflaschen zunehmend mit Glas- oder Schraubverschluss versehen werden.

SCHWELLEN

- **Wahrnehmungsschwelle:** Konzentration eines Duftstoffs, bei der dieser wahrgenommen werden kann.
- **Erkennungsschwelle:** Konzentration eines Duftstoffs, bei der dieser identifiziert werden kann.
- Die Erkennungsschwelle liegt deutlich höher als die Wahrnehmungsschwelle.
- **Unterscheidungsschwelle:** Damit zwei Proben ein und desselben Duftstoffs als verschieden stark konzentriert wahrgenommen werden können, muss sich die Konzentration um mindestens 25 % unterscheiden.

Der Mensch denkt, der Duft lenkt

Auch wenn es bei der Beweisführung hapert und die zugrunde liegenden biochemischen Mechanismen beziehungsweise zum Einsatz kommenden Botenstoffe teilweise noch völlig im Dunklen liegen, so ist doch klar: Gerüche können unsere Reaktionen und unser Verhalten beeinflussen, ob sie nun bewusst oder unbewusst wahrgenommen werden. Das hat eine ganze Reihe von Studien bestätigt. Hier einige Beispiele:

- Ein dezenter Geruch nach Putzmittel – verwendet wurde eines mit Zitrusduft – bringt Studienteilnehmer dazu, sich umgehend diesbezügliche Aktivitäten vorzunehmen. Bei Worterkennungstests fällt ihnen alles, was mit Putzen zu tun hat, deutlich schneller auf. Ein besonders gefinkelter Test der Wissenschafter: In der Pause bekamen die Studienteilnehmer extra bröslige Kekse gereicht. Und wer räumte die Brösel ordentlich weg? Natürlich die Leute aus der mit Putzmittel bedufteten Gruppe.
- Ob eine Person auf einem Foto als sympathisch oder unsympathisch empfunden wird, kann durch unterschwellige Gerüche beeinflusst werden. Sie müssen aber so verdünnt sein, dass sie nicht bewusst wahrgenommen werden. Dann kann Zitrusduft Sympathie bringen und Schweißgeruch das Gegenteil. Ist der Geruch so stark, dass er bewusst wahrgenommen wird, versucht das rationale Denken den Einfluss der Gerüche auszublenden.
- Düfte wirken auch im Schlaf. Werden Schläfer mit Rosenduft beströmt, erzählen sie von schönen Träumen. Lässt man ihnen den Geruch von faulen Eiern in die Nase steigen, führt das zu sehr unangenehmen Traumerlebnissen.
- Schon das Aroma von Kaffee macht müde Ratten munter.

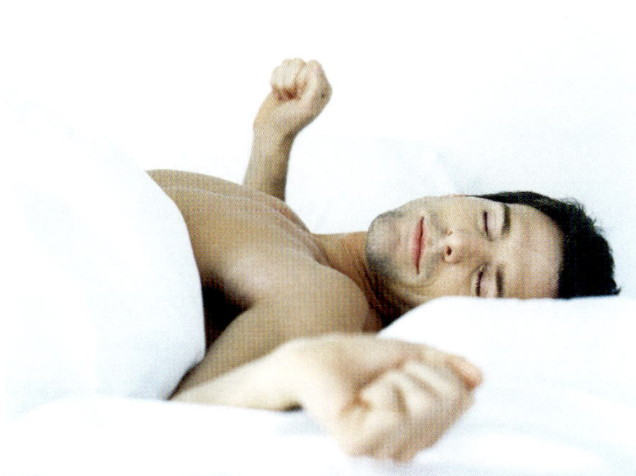

Vom Riechen zum chemischen Sinn

Wenn man die Ergebnisse molekularbiologischer Forschungen der vergangenen Jahre betrachtet, wäre durchaus zu überlegen, den Geruchssinn als lediglich einen Teil eines größeren „chemischen Sinns" zu betrachten. Denn das Riechen ist offenbar nur eine Erscheinungsform unserer Fähigkeit, chemische Substanzen wahrzunehmen.

Seit längerer Zeit wird untersucht, wie denn Spermien eigentlich zur Eizelle finden. Denn aus Sicht der Spermien ist der Weg lang und beschwerlich, besonders bei Seeigeln, die ihre Keimzellen ins freie Wasser abgeben und damit zu einem idealen Studienobjekt wurden. Dabei wurde festgestellt, dass die Eier der Seeigel Lockstoffe abgeben, die von den Spermien erkannt werden. Diese folgen nach dem klassischen chemotaktischen Prinzip dem Konzentrationsgradienten und finden so die Eizelle. Aber spielen Lockstoffe der Eizelle auch bei Säugetieren eine Rolle? Dass Spermien von Säugetieren Rezeptoren für Duftstoffe besitzen, die auch in der Riechschleimhaut vorkommen, weiß man schon seit längerer Zeit. Aber dass diese auch funktionsfähig sind, die Spermien also tatsächlich „riechen" können, ist erst seit kurzem bekannt. Sie nehmen zum Beispiel den Duft von Maiglöckchen wahr, genauer gesagt die chemische Substanz Bourgeonal, die sich in der Umgebung der Eizelle findet. Im Laborversuch hat sich gezeigt, dass die Spermien in Richtung Duftquelle schwimmen. Für die Reise des Spermiums in Richtung Eizelle dürfte auch noch der Temperaturgradient eine Rolle spielen, denn Spermien orientieren sich nachgewiesenermaßen auch nach der Temperatur. Es könnten auch noch weitere Lockstoffe von Bedeutung sein, das wird man aber erst wissen, wenn weitere Rezeptoren auf Funktionstüchtigkeit untersucht worden sind.

Dass Gene fürs Riechen auch in anderen Körperzellen als der Riechschleimhaut „eingeschaltet" sein könnten, vermutet man seit Anfang der 1990er Jahre. Nur zur Erinnerung: Jede Körperzelle enthält in den Chromosomen die gesamte genetische Information des Menschen. Der Unterschied zwischen den so verschiedenen Zelltypen rührt daher, dass nur die jeweils gebrauchten Gene „eingeschaltet" werden beziehungsweise aktiv sind.

Inzwischen gibt es Nachweise aktiver Geruchsrezeptoren in einer ganzen Reihe von Körperzellen. Dabei ist der Duft von Maiglöckchen offenbar recht beliebt. Darmzellen können ihn erkennen, ebenso den Meeresluft-Duft Helional. Auch Haut-, Lungen- und Gehirnzellen können „riechen", was so viel heißt, als dass sie Rezeptoren für Geruchsstoffe besitzen und

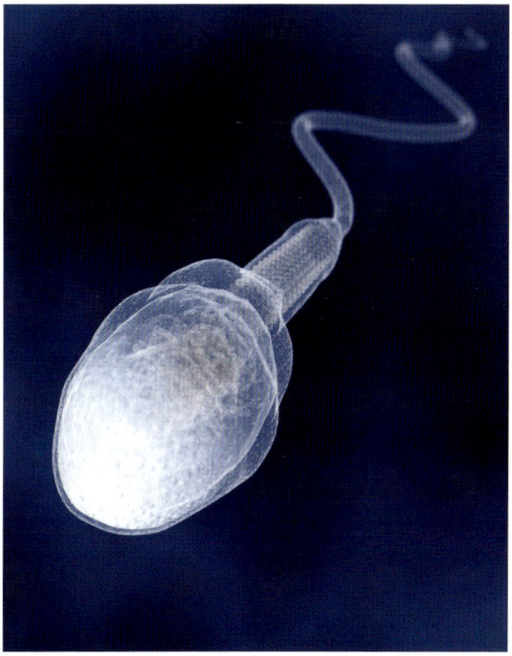

demnach wohl auch in der einen oder anderen Art und Weise in der Lage sein dürften, darauf zu reagieren. Das gilt auch für Prostatazellen. Hier ist das Gen für Veilchenduft eingeschaltet. Fragt sich nur, was das für einen Sinn hat. Es hat einen, und der wird klar, wenn man sich die Strukturen von Abbauprodukten des männlichen Sexualhormons Testosteron genauer ansieht. Dabei haben Forscher nämlich entdeckt, dass eines dieser Abbauprodukte eine ausgesprochen große Ähnlichkeit mit Beta-Ionon hat – sprich mit Veilchenduft – und daher in den Rezeptor in der Zellwand der Prostatazellen passt. Diese Entdeckung könnte eines Tages auch therapeutisch ausgenutzt werden. Es hat sich nämlich gezeigt, dass dieses Abbauprodukt von Testosteron offenbar die Zellteilung stoppt, es dürfte also Teil eines Regelkreises sein, in dem mittels Rückkoppelung die Produktion von Testosteron geregelt wird. Solange Abbauprodukte von Testosteron im Umlauf sind, braucht kein neues gebildet zu werden. Was nun den möglichen therapeutischen Nutzen bei Prostatakrebs betrifft: Die Wissenschafter konnten nachweisen, dass auch Krebszellen am Wachstum gehindert werden.

Trigeminus

Die Riechzellen in der Nase spielen zwar die Hauptrolle beim Geruchsempfinden, sie werden aber durch andere Mitspieler unterstützt und ergänzt. Das sind der Trigeminusnerv, der Geschmackssinn und vielleicht auch das Vomeronasal-Organ – falls es beim Menschen noch funktioniert.

Beim Trigeminus ist die Sache jedenfalls klar. Es handelt sich dabei um einen Gehirnnerv – den fünften von zwölf, um genau zu sein –, der Nase und Mundbereich versorgt und sich in drei Äste teilt. Daher auch der Name. Gehirnnerven sind insoferne etwas Besonderes, als sie direkt aus dem Gehirn entspringen und nicht, wie es bei „normalen" Nerven der Fall ist, aus dem Rückenmark. Dieser Trigeminus registriert nun Berührung, Schmerz und Temperatur – und möglicherweise bis zu einem gewissen, geringen Grad auch olfaktorische Reize. Menschen, die den Geruchssinn verloren haben, kommt das allerdings nur bedingt zugute. Geht nämlich der Geruchssinn verloren, nehmen auch die geruchsbezogenen Leistungen des Trigeminus ab.

Auf jeden Fall verleiht der Trigeminus einer Reihe von Duftstoffen eine ganz spezifische Komponente. Das äußert sich in Geruchsempfindungen, die als „kühl" und „frisch" wie Eukalyptus und Menthol beschrieben werden. Dabei reagieren eigentlich Schmerzrezeptoren des Trigeminus, und zwar diejenigen vom Kältetyp. Hitzerezeptoren hingegen werden aktiv, wenn etwas „brennt" wie Chili oder Paprika. Dass dabei die Nase zu rinnen beginnt und Tränen fließen, das geht auch auf die Reaktion des Trigeminusnervs zurück, der die Nasenschleimproduktion anregt und über das Auge führt. Ausgeprägt ist die Beteiligung des Trigeminus auch bei „stechenden" oder „beißenden" Gerüchen, zum Beispiel Salzsäure, Chlor oder Ammoniak. Wenn dabei der Atem stockt, so ist dies auch auf einen über den Trigeminus vermittelten Reflex zurückzuführen. Der sogenannte Trigeminus-Reflex ist auch schuld daran, dass einem beim Eintauchen des Gesichtes in kaltes Wasser buchstäblich die Luft wegbleibt. Der Trigeminus sorgt in diesem Fall dafür, dass der Kehlkopf reflexartig verschlossen wird.

Geschmackssinn

Zwar ist der Geruchssinn für das, was wir als „schmecken" bezeichnen, viel wichtiger als umgekehrt, eine gewisse Bedeutung kommt den Geschmacksknospen auf der Zunge aber schon zu. Die Rezeptoren für Geschmacksstoffe vermitteln nach dem Stand des Wissens die Eindrücke süß, sauer, bitter, salzig und umami, also Glutamin. Allerdings geht man heute davon aus, dass die jeweiligen Geschmackseindrücke nicht von einem einzigen Typ von Rezeptor stammen. Man hat herausgefunden, dass der Eindruck süß über mehrere Rezeptoren vermit-

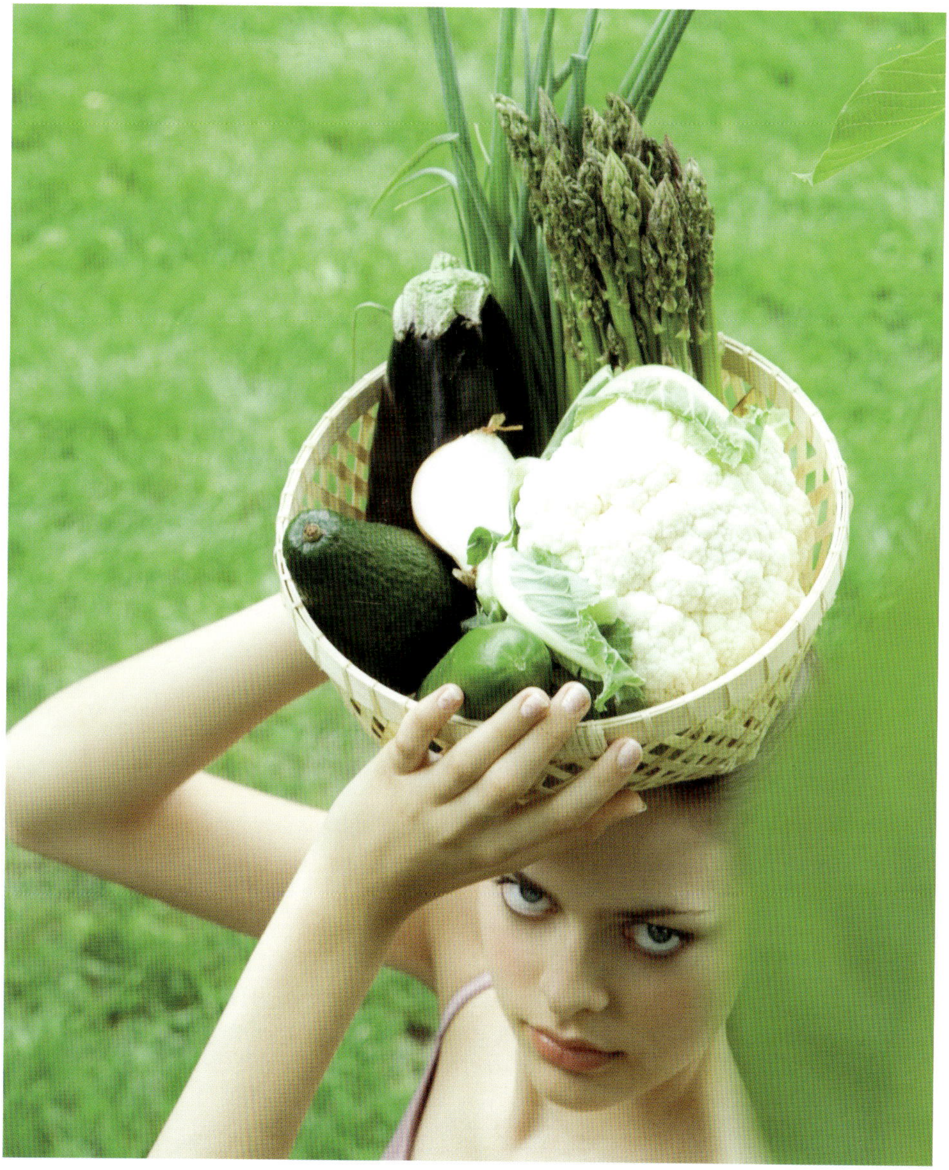

telt wird. Auch für den Bittergeschmack besitzen wir gar nicht so wenige Typen von Rezeptoren, nämlich etwa 25. Die reichen aber aus, um eine enorme Vielfalt von bitteren Substanzen zu identifizieren. Wie neue Forschungsergebnisse zeigen, dürften es Tausende sein.

Dabei kommt wieder die Kombinationsfähigkeit der menschlichen Sinnesorgane ins Spiel. Der Grund dafür, warum wir im Großen und Ganzen so sensibel und ablehnend auf Bitterstoffe reagieren – obwohl wir sie manchmal ja auch ganz gerne zu uns nehmen, man denke nur an das Koffein im Kaffee oder das Chinin im Bitter Lemon – dürfte darin liegen, dass ein bitterer Geschmack häufig mit schädlichen oder gar giftigen Substanzen verbunden ist und daher ein Warnsystem äußerst sinnvoll erscheint. Es gibt vor allem bei den Bitterrezeptoren relativ große individuelle Unterschiede in der Empfindlichkeit. Rund 30 Prozent der Europäer nehmen bittere Substanzen nur halb so stark wahr wie die anderen 70 Prozent. Was die Geschmacksrezeptoren gemeinsam haben: unter 0° C (was im Mund ja nicht lange so bleibt) und über 50° C stellen sie ihre Arbeit ein.

Was nun Gerüche betrifft: Von Chloroform oder Pyridin weiß man, dass sowohl die Riechzellen in der Nase als auch der Trigeminusnerv als auch die Geschmacksempfindung zusammenwirken. Pyridin wurde aufgrund seines abstoßenden Geruchs früher übrigens zum Vergällen von Alkohol verwendet.

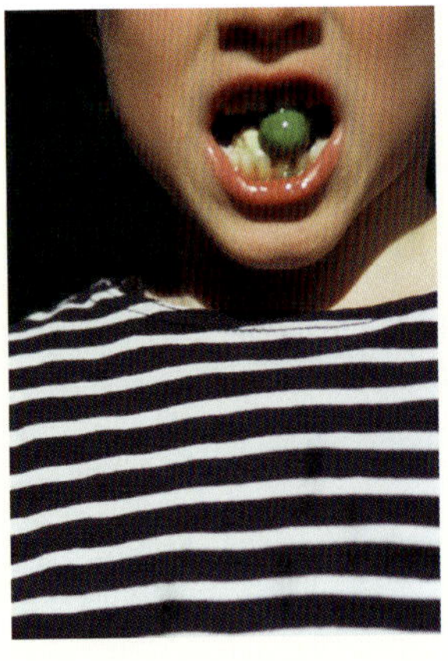

GERUCH ODER GESCHMACK

Wenn das Essen plötzlich nach nichts mehr schmeckt, liegt es in den allermeisten Fällen nicht an einer Störung des Geschmackssinns, sondern an einer Riechstörung. Zwar kommt es durchaus auch vor, dass die Sinneszellen in den Geschmacksknospen auf der Zunge ausfallen, das ist jedoch weitaus seltener als bei den Riechzellen. Probleme mit den Geschmackszellen geben sich meist auch wieder. Diese Zellen erneuern sich nämlich in noch kürzeren Abständen als die Riechzellen.

Das Vomeronasal-Organ

Das Vomeronasal-Organ – nach seinem Entdecker auch Jacobson'sches Organ genannt – ist eine Einstülpung an der Basis der Nasenscheidewand, die mit Rezeptoren ausgestattet ist, die den Geruchsrezeptoren im Riechepithel ähneln. Im Tierreich besitzt das Vomeronasal-Organ eine ungemein große Bedeutung für Sozialverhalten und Fortpflanzung. Von den Duftstoffen, die da wahrgenommen werden, weiß man allerdings noch wenig. Mäuse zum Beispiel besitzen rund 300 Vomeronasal-Rezeptoren, und man kennt gerade einen der Duftstoffe, die davon erkannt werden. Bei manchen Tieren sieht man übrigens ganz deutlich, wenn sie dieses Organ einsetzen, zum Beispiel bei Katzen oder Pferden beim Flehmen.

Ob das Vomeronasal-Organ beim Menschen einerseits überhaupt noch funktioniert beziehungsweise tatsächlich eine Rolle spielt, ist seit langem umstritten. Seit nicht allzu langer Zeit weiß man zumindest, dass es bei den meisten Menschen vorhanden ist, was vorher auch bestritten wurde. Manche Forscher finden neuronale Aktivitäten in diesem Bereich, andere nicht. Allerdings wurden beim Menschen tatsächlich Gene gefunden, die jenen bekannter vomeronasaler Rezeptoren aus dem Tierreich ähneln. Zumindest eines dieser Gene ist auch wirklich die Vorlage für einen Rezeptor im Riechepithel. Derzeit kann man also sagen, dass es Ergebnisse gibt, die darauf hindeuten, dass menschliche Pheromone über das olfaktorische System wirken könnten. Mehr aber auch nicht.

Riechstörungen

Es kommt gar nicht so selten vor, dass das Riechvermögen beeinträchtigt ist. Es wird angenommen, dass etwa fünf Prozent der Bevölkerung gar nicht riechen können. Jeder 20. leidet also unter Anosmie, so lautet der Fachbegriff für den Verlust des Geruchssinns. Einschränkungen des Riechvermögens sind noch wesentlich häufiger. Schätzungen zufolge sind 20 Prozent der Menschen betroffen. Das Auftreten von Riechstörungen hängt stark mit fortschreitendem Alter zusammen. Über 65 Jahren nimmt die Häufigkeit drastisch zu, bei den Über-80-Jährigen sind bei jedem Zweiten zumindest Einschränkungen des Riechvermögens festzustellen. Bei etwa zehn Prozent der Über-65-Jährigen liegt eine Anosmie vor. Doch auch Jüngere weisen für Mediziner erstaunlich häufig Riechdefizite auf.

RIECHEN: WENIG, NICHTS ODER FALSCH

- Das Riechvermögen kann vermindert sein, Ärzte sprechen dann von Hyposmie.
- Fällt der Geruchssinn ganz aus, handelt es sich um eine Anosmie.
- Fehlt die Wahrnehmung bestimmter Gerüche, bezeichnet man das als partielle Anosmie. Die Ursache liegt am Nichtfunktionieren bestimmter Geruchsrezeptoren, was zumeist genetisch bedingt ist.
- Manchmal irrt sich der Organismus bei der Interpretation einzelner aufgenommener Gerüche (Parosmie). Eine Rose z.B. kann wie Zwiebeln riechen, oder praktisch alles riecht Ekel erregend. Parosmie kann vorübergehend in der Regenerationsphase auftreten, aber auch anhaltend, wenn nur mehr diese bestimmten Teile des Riechsystems intakt sind.
- Gerüche können auch „halluziniert" werden (Phantosmie). So eine geruchsmäßige „Fata Morgana" kündigt nicht selten einen epileptischen Anfall an.

PARTIELLE ANOSMIEN

Hauptkomponente im Duft	Vorkommen	Häufigkeit
Androstenon	Urin	40 %
Isobutanal	Malz	36 %
1,8-Cineol	Kampfer	33 %
1-Pyrrolin	Sperma	20 %
Pentadecanolid	Moschus	7 %
Trimethylamin	Fisch	7 %
Isovaleriansäure	Schweiß	2 %

Quelle: Hatt: Geschmack und Geruch

Ursachen

Wie kommt es dazu? Es gibt viele und recht verschiedene Gründe dafür. Altersbedingte Riechstörungen werden auf Veränderungen im Stoffwechsel zurückgeführt, die eine Verringerung der Durchblutung der Nasenschleimhaut und verminderte Transportmechanismen zur Folge haben, die letztlich zu Schädigungen der Riechschleimhaut führen. Außerdem dürfte die zunehmende Empfindlichkeit der Nervenzellen gegenüber Schadstoffen eine Rolle spielen.

Alles in allem liegt es am häufigsten an Veränderungen an der Nasenscheidewand oder Polypen, an Verletzungen im Zug eines Schädel-Hirn-Traumas mit Schäden an Riechepithel, Nervenverbindung zum Bulbus olfaktorius und am Riechen beteiligter Hirnareale. Besonders dramatisch können die Folgen eines Aufpralls mit dem Gesicht sein, etwa bei einem Autounfall an die Windschutzscheibe oder einem Fahrradunfall. Aber auch ein Aufprall mit dem Hinterkopf oder ein Schleudertrauma können den Geruchssinn stören. Zu den häufigsten Ursachen gehören noch Infekte der Nase im Zug von Grippe oder Grippe-ähnlichen Erkrankungen. Eine einfache Verkühlung kann da schon reichen. Weiters können Riechstörungen an Schäden an der Nasenschleimhaut liegen, die auf die Einwirkung von Chemikalien, Gasen, Dämpfen und Staub zurückgehen.

Nicht zu vernachlässigen als Ursache für Riechstörungen unterschiedlichen Ausmaßes sind neurodegenerative Erkrankungen. Anders gesagt: Riechstörungen sind ein wichtiges Frühsymptom bei Morbus Alzheimer und Morbus Parkinson. Die Veränderungen im Gehirn beginnen nämlich dort, wo auch das Riechhirn liegt. Während nur jeder zweite M. Parkinson-Patient an Schüttellähmung leidet, ist bei 90 Prozent der Geruchssinn beeinträchtigt.

Wegen der dramatischen Zunahme von Erkrankungen soll hier auch der Diabetes erwähnt werden. Im Zuge schwerer Nervenschädigungen durch den erhöhten Blutzuckerspiegel kann es zu Beeinträchtigungen bis zum Verlust des Geruchssinns kommen.

Auch manche Medikamente können das Riechvermögen verringern. Dazu gehören bestimmte Herz-Kreislauf-Medikamente, Bluthochdruckmittel und gewisse Antibiotika. Die Störung lässt sich durch Absetzen des Medikaments – sofern möglich – wieder beheben.

Darüber hinaus können Riechstörungen noch andere, jedoch allesamt seltene Ursachen haben. Dazu gehören Tumor- beziehungsweise Krebserkrankungen im Kopfbereich oder psychische Erkrankungen. Schließlich können Riechstörungen bis zum völligen Fehlen des

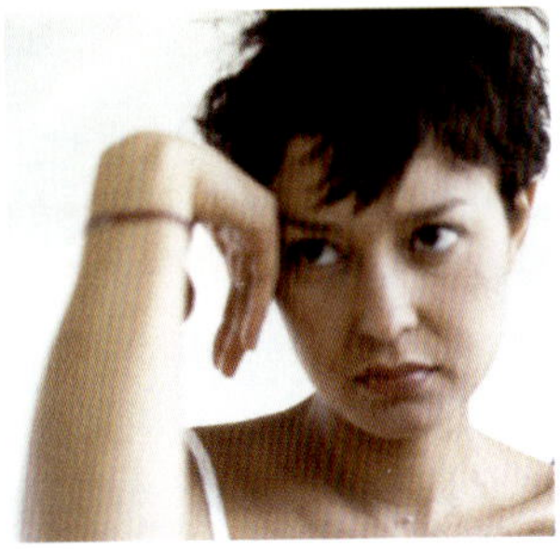

Geruchssinns angeboren sein. Bei einem unter 8.000 – besser gesagt einer unter 8.000, denn es trifft vor allem Frauen – sind die Gene schuld und es ist von Geburt an kein Geruchssinn vorhanden. Warum vor allem Frauen betroffen sind, ist bisher nicht geklärt. Mit Hilfe von Magnetresonanz-(MRT)-Aufnahmen können unter Umständen Veränderungen am Bulbus olfaktorius feststellbar sein, wobei allerdings wieder die Frage ist, worauf diese zurückgehen.

RIECHEN: WENIG, NICHTS ODER FALSCH

- Die seelische Belastung ist nicht zu unterschätzen. Depressionen sind nach Verlust des Geruchssinns doppelt so häufig wie nach Erblinden. Da ist die Häufigkeit gleich wie im Durchschnitt.
- Worunter Menschen nach Verlust des Geruchssinns besonders leiden, ist den Erfahrungen von Ärzten zufolge die Tatsache, dass sie ihre Familie und ihre Kinder nicht mehr riechen können.
- Eine Untersuchung hat gezeigt, dass rund drei Viertel der Patienten mit Riechstörungen Probleme beim Kochen haben, jeder zweite hat weniger Appetit und nimmt hin und wieder verdorbene Speisen zu sich.
- Um wenigstens irgendetwas zu schmecken, tendieren viele dazu, zu viel Süßes zu essen oder zu viel Salziges.
- Riechstörungen können Gewichtsverlust oder -zunahme sowie Folgekrankheiten und Infektionskrankheiten nach sich ziehen.
- In alltäglichen Dingen entsteht eine Unsicherheit und Abhängigkeit von anderen. Ist die Wäsche noch frisch? Habe ich Mundgeruch? Rieche ich nach Schweiß? Ist die Wohnung genug gelüftet? Riecht es nicht abgestanden? In fremder Umgebung wird die Unsicherheit noch größer.

Diagnose

Wenn die Ursache einer Riechstörung nicht so eindeutig ist wie bei einem Unfall, wird die Diagnose mit einem ausführlichen Gespräch beginnen, bei dem es um Erkrankungen, um Medikamente, um Ess-, Trink- und Rauchgewohnheiten geht. Eine Nasenspiegelung, bei der ein kleiner Schlauch mit Lichtquelle und Kamera verwendet wird, macht Polypen oder andere Veränderungen sichtbar, die den Luftstrom ablenken oder die Riechschleimhaut verdecken.

Die subjektive Wahrnehmung von Gerüchen wird mit standardisierten Tests gemessen, die kulturell abgestimmt sind. Meist werden dabei sogenannte „Sniffin‘ Sticks“ verwendet. Der Geruch von Ahornsirup ist den meisten Amerikanern vertraut, nicht aber Europäern. Bei diesen Tests bekommt der Patient eine Reihe von Duftstoffen in hoher Konzentration vorgesetzt, um sie zu identifizieren. Er kann dabei aus mehreren Antwortmöglichkeiten wählen. Zur Feststellung der Wahrnehmungsschwelle werden zu- und abnehmende Konzentrationen verwendet. Um die Fähigkeit zur Unterscheidung verschiedener Gerüche festzustellen, enthält die Testreihe auch identische Proben.

Die Geruchswahrnehmung kann auch mit „objektiven“ Verfahren gemessen werden, und zwar über die Analyse der Gehirnströme, die bei der Verarbeitung der Geruchsinformation entstehen. Die Olfaktometrie funktioniert ähnlich wie ein Elektroenzephalogramm (EEG). Elektroden am Kopf messen die Gehirnströme. Aus diesen Informationen werden diejenigen herausgerechnet, die dem Riechen zuzuordnen sind. Mit Hilfe dieser Methode können Defizite im Bereich des Riechepithels von Defiziten im Bereich des Trigeminus unterschieden werden. Interessanterweise lassen sich nicht bei allen Geruchsstoffen diese „olfaktorisch evozierten Potenziale“ nachweisen. So fehlen sie bei Vanillin oder Schwefelwasserstoff – ein Hinweis, wie viel es beim Geruchssinn noch zu erforschen gibt.

Auch mit der funktionellen Magnetresonanztomografie (MRT) kann die Aktivität des Gehirns bei der Verarbeitung von Geruchsinformationen verfolgt werden. Diese Methode beruht auf der Abbildung und Analyse von Veränderungen des Blutflusses im Gehirn im Zug der Aktivität. Mit dieser Methode kann man erkennen, ob die Riechstörung an einem Tumor liegt oder ob sie angeboren ist. Auf diese Ursache kann geschlossen werden, wenn etwa die Riechkolben nicht richtig ausgebildet sind. Derzeit wird diese Methode vor allem in der wissenschaftlichen Forschung eingesetzt.

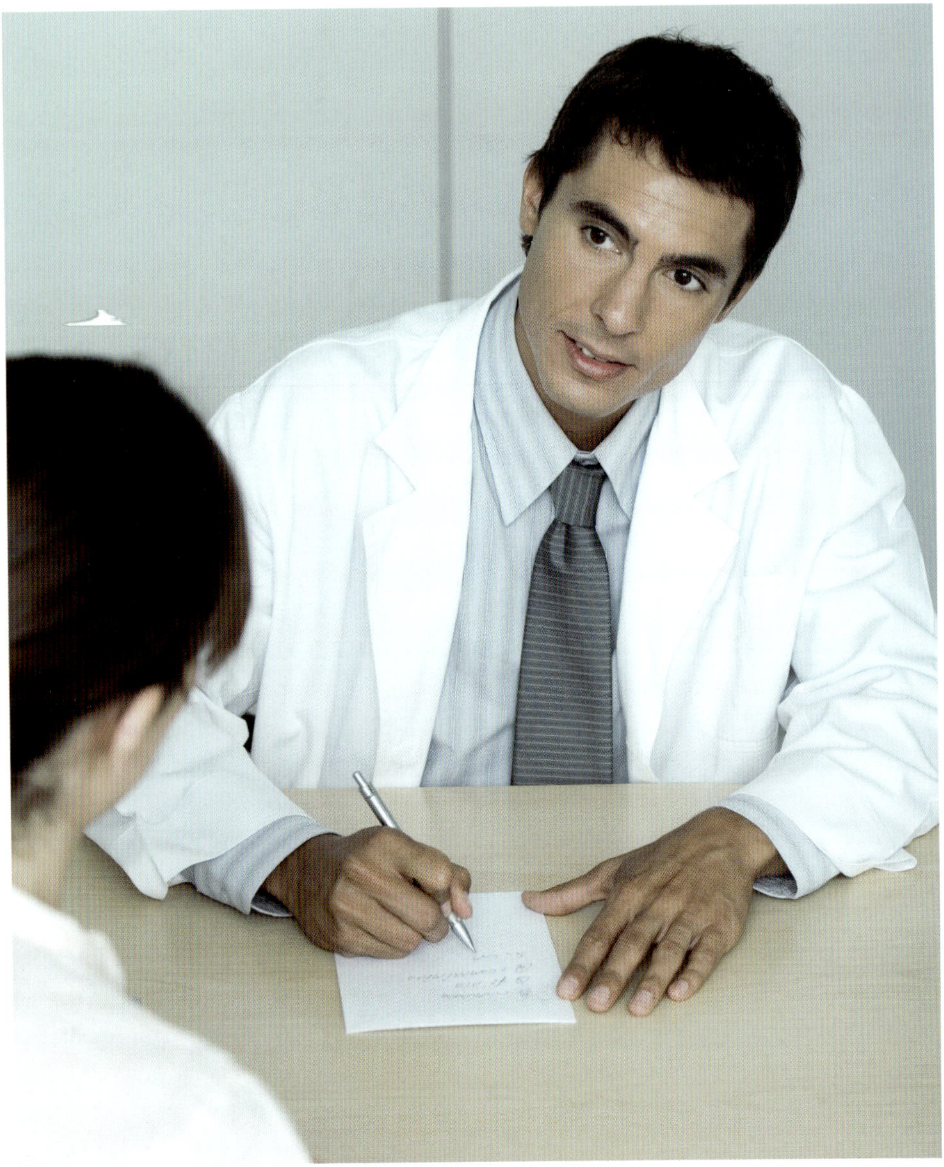

Behandlung und Chancen

Bei vielen kehrt die Riechfähigkeit wieder zurück, bleibt die Nase jedoch länger als ein Jahr „taub", sinken die Chancen drastisch. Dann sind die Nervenzellen beziehungsweise die Verbindung zwischen Sinnes- und Nervenzellen mit großer Wahrscheinlichkeit schon zu beeinträchtigt, um ihre Funktion wieder aufnehmen zu können. Endgültig kann die Diagnose „Anosmie" auch nach einem Schädel-Hirn-Trauma sein, wenn der Riechnerv durchtrennt oder andere Teile des Systems zerstört sind. Zwar besitzen die zum Geruchssystem gehörenden Nervenzellen eine erstaunliche Fähigkeit zur Regeneration – sie erneuern sich ja alle ein bis zwei Monate – eine Regeneration nach Zerstörung schließt das jedoch nicht ein. Bei altersabhängigen oder angeborenen Riechstörungen bestehen wenig bis keine Aussichten auf Besserung. Ebenso bei Beeinträchtigungen des Geruchssinns im Zuge neurodegenerativer Erkrankungen.

Häufig sind die Beeinträchtigungen nach Virusinfektionen oder Substanzeinwirkung jedoch nicht gravierend, sodass sich das Riechvermögen wieder einstellt. Bei eitrigen – also bakteriell mitbedingten Infektionen – können Antibiotika helfen. Kortisonpräparate können bei Riechstörungen nicht nur aufgrund ihrer anti-entzündlichen Wirkung sinnvoll sein, es gibt auch Hinweise, dass sie spezifische Wirkungen auf das Riechvermögen haben. An sich wäre bei diesen Medikamenten eine lokale Verabreichung vorzuziehen, allerdings ist es aufgrund der doch recht „versteckten" Riechschleimhaut schwierig, das Medikament dorthin zu bringen, wo es gebraucht wird – auch mit Sprays. Deshalb zeigen sich bei Einnahme von Tabletten bessere Effekte.

Die besten Aussichten auf Behebung der Störung liegen dann vor, wenn sie auf Veränderungen im Nasenbereich wie Schwellungen oder Polypen zurückzuführen sind, die das Feld mit den Riechzellen verlegen beziehungsweise den Luftstrom ablenken. Dann kann durch eine Operation oder abschwellende Medikamente eine Heilung bzw. zumindest zeitweise Besserung erreicht werden.

Weites stehen die Chancen deutlich besser, wenn es sich um Fehlfunktionen in der Geruchswahrnehmung handelt, als wenn es sich um ein generelles Nachlassen oder einen gänzlichen Ausfall handelt. Wenn Gerüche verzerrt und falsch wahrgenommen werden – was vor allem in der Regenerationsphase nach Infektionen oder Verletzungen vorkommt – sprechen

Ärzte von einer Parosmie. Das kann sehr belastend sein, denn dabei verwandeln sich die meisten Gerüche in äußerst unangenehmen Gestank. So kann einem morgens statt dem Duft frischen Kaffees plötzlich bestialischer Jauchengestank entgegen schlagen, oder Rosen riechen plötzlich nach Zwiebeln. Wie es zu dieser Fehlfunktion kommt, ist noch nicht geklärt, es könnte im Bulbus olfaktorius oder im Gehirn selbst passieren. Jedenfalls treten solche Parosmien nur dann auf, wenn es noch eine Verbindung vom Riechepithel zum Bulbus olfaktorius gibt. Werden diese Gerüche unerträglich, gibt es unter Umständen keinen anderen Ausweg, als den Geruchsnerv zu durchtrennen – so schmerzlich das auch sein mag, da das Riechvermögen dann unwiederbringlich verloren ist.

Bei Phantosmien handelt es sich um Geruchswahrnehmungen ohne Geruchsstoff, also „halluzinierte" Gerüche. Auch diese treten am häufigsten nach Infektionen oder Verletzungen auf, auch dabei sind die empfundenen Gerüche äußerst unangenehm, auch hier sind die Ursachen nicht klar. Im Allgemeinen gehen Phantosmien mit der Zeit wieder zurück oder klingen ganz ab. Eine Ausnahme stellen Phantosmien in Zusammenhang mit Epilepsie dar. Geruchshalluzinationen können nämlich einen epileptischen Anfall ankündigen.

LEBEN MIT RIECHSTÖRUNGEN

- Nahrungsmittel gut kontrollieren; Haltbarkeits- beziehungsweise Kaufdatum notieren; im Zweifelsfall eher früher verwerfen; bei der Verwendung von Salz und Zucker auf Bluthochdruck und Gewichtszunahme achten; Glutamat in nicht zu großen Mengen als Geschmacksverstärker einsetzen; beim Kochen dabei bleiben.
- Körperpflege, Wäsche, Wohnungsputz und -lüften nach Zeitplan – das entspannt, denn viele Betroffene werden überängstlich, was diese Dinge betrifft; Wahl und Dosierung von Rasierwasser und evtl. Parfum mit vertrauten Personen abstimmen.
- Rauch- und Gasmelder in der Wohnung installieren; besondere Vorsicht bei Kerzen, Gasgeräten usw.

Auch wenn die Behandlungsoptionen nicht allzu viel Grund zu Optimismus geben, so gibt es doch einige Therapien, die unter Umständen helfen können. Dazu gehört die Alpha-Liponsäure, eine in der Diabetes-Behandlung eingesetzte Substanz, die die Bildung von Nervenwachstumsfaktoren und Neuropeptiden fördert. Die in sie gesetzten Hoffnungen haben sich in bisherigen Studien allerdings nur beschränkt erfüllt, denn es kam nur zu einer recht kurzfristigen Besserung. Hinweise gibt es für einen Nutzen der Substanz Caroverin, mit der bei der Behandlung von Hörstürzen beziehungsweise Tinnitus gute Erfahrungen gemacht wurden und die sich positiv auf die Verarbeitung der Reize im Bulbus olfaktorius auswirken soll.

Immer wieder ins Gespräch kommt das weibliche Geschlechtshormon Östrogen, das eine unterstützende Wirkung auf das Riechvermögen haben soll. Beweise dafür fehlen allerdings. Dasselbe gilt für Zink oder Vitamin A.

Riechtraining

Sinnvoll hingegen könnte ein Riechtraining sein. Wie sich nämlich gezeigt hat, kann dadurch nicht nur die Bildung und Leistung von Riechrezeptoren gefördert, sondern auch die Verarbeitung der Reize im Gehirn verbessert werden. Es gibt verschiedene Möglichkeiten, ein Riechtraining zu gestalten. In einer Studie schnupperten die Patienten vier Monate lang morgens und abends an Proben von Rose, Eukalyptus, Zitrone und Gewürznelke. Bei jedem Dritten ist es dadurch zu einer Besserung gekommen. Bei einem anderen Riechtraining wurden sie täglich eine Viertelstunde lang extremen Gerüchen ausgesetzt – unter anderem dem Geruch brünftiger Eber –, um den Geruchssinn zu verbessern beziehungsweise wiederherzustellen. Erste Auswertungen geben Anlass zu Optimismus.

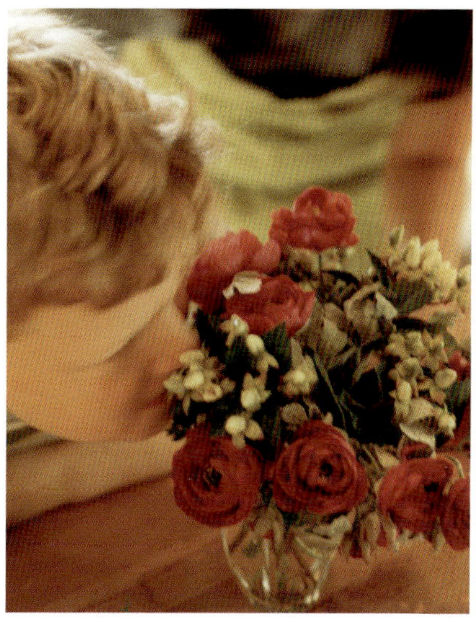

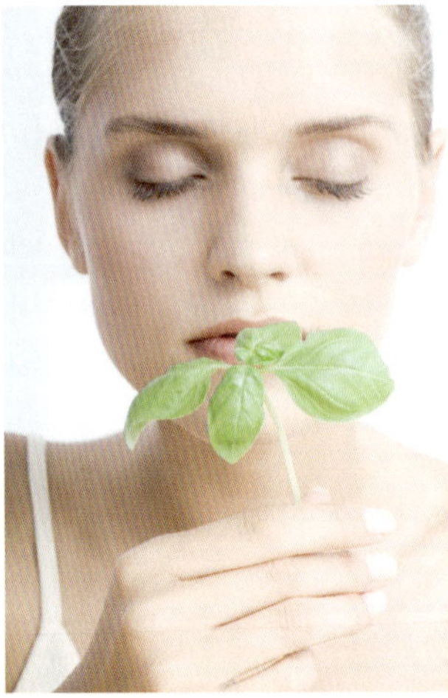

RIECHEN TRAINIEREN

„Leben ist Lernen" wie Konrad Lorenz sagte, und das gilt auch fürs Riechen. Was dabei mit Training möglich ist, stellen Parfümeure, Weinkenner und sonstige Spezialisten eindrucksvoll unter Beweis, wenn sie unglaublich viele verschiedene Gerüche erkennen und unterscheiden können. Zwar bedarf es zur Erreichung einer solchen Meisterschaft schon eines gewissen Talents. Doch mit ein wenig Übung kann jeder sein Riechvermögen deutlich verbessern. Einige Tage Übung reicht zum Beispiel, um die Menschen, mit denen man häufig zusammenkommt, anhand des Körpergeruchs zu unterscheiden. Das ist vielleicht nicht jedermanns Traum, zeigt aber, dass es funktioniert. Man kann ja auch mit Blumen oder Parfums üben oder ein Sensorik-Seminar besuchen, wie sie zum Beispiel für Wein oder Kaffee angeboten werden. Es gibt aber auch Übungssets für Zuhause. Auch bei den neuerdings immer häufigeren Genuss-Seminaren gehört ein Riechtraining dazu.

- Für den Anfang reicht es der Erfahrung von Ärzten zufolge aber auch schon, sich zweimal täglich zwei Minuten Zeit zu nehmen, um an etwas, das man gerne isst, ganz konzentriert zu riechen.
- Oder sich öfters zu überlegen, was für Gerüche eigentlich da sind.
- Oder die Augen zu schließen und sich verschiedene Gerüche vorstellen, sei es Orange, Wiese oder Benzin. Auch wenn man dabei nichts riecht, so werden doch die entsprechenden Areale im Gehirn aktiviert – und damit auch trainiert.
- Oder etwas zu probieren, das man eigentlich nicht mag, und dabei versuchen, alle vorkommenden Gerüche aufzunehmen. Könnte nämlich gut sein, dass man mit der Zeit seine Meinung ändert.

Gerüche, die wecken oder das Gegenteil tun

Fast nur mehr historische Bedeutung besitzt das Riechfläschchen. Dafür ist es vielfach in die Literatur eingegangen. Ab etwa dem 17. Jahrhundert waren Riechfläschchen weit verbreitet um jemand aus einer Ohnmacht zurückzuholen oder um eine solche zu vermeiden. Betroffen davon waren vor allem Frauen. Allerdings dürften die häufigen Ohnmachtsanfälle nicht nur an den eng geschnürten Korsetts gelegen haben, sondern vielmehr auch daran, dass die „Ohnmacht" ein beliebtes Signal war, Hilfsbedürftigkeit zu zeigen beziehungsweise einen Kavalier elegant auf sich aufmerksam zu machen. Überdies war ab Mitte des 19. Jahrhunderts die Hysterie DIE weibliche Modekrankheit schlechthin und häufige Ohnmachtsanfälle gehörten zum Standard-Repertoire der Symptomatik. Die Hysterie wurde geradezu kultiviert: Von berühmten Ärzten wie Charcot oder Freud, von der Männerwelt sowieso, aber auch von den Frauen selbst. Zweifellos war aber ein allzu enges Schnüren des Korsetts mit Atem- und Kreislaufbehinderungen verbunden, sodass auch eine organische Ursache der damals grassierenden Ohnmachtsanfälle nicht zu leugnen ist.

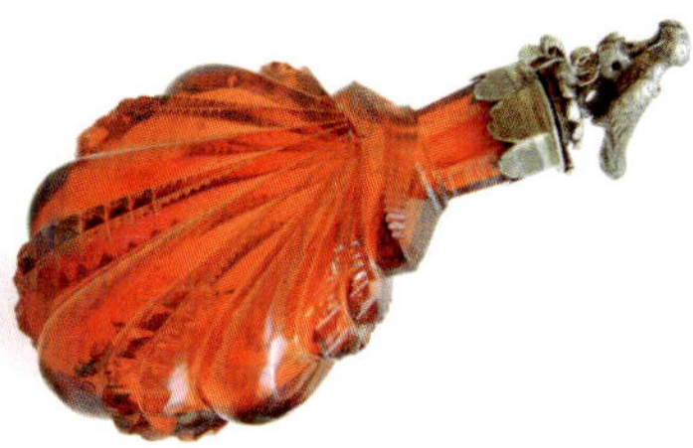

„Frau Nachbarin, Euer Riechfläschen!" konnte Gretchen in Goethes Faust noch sagen bevor sie in Ohnmacht fiel.

Die Riechfläschchen waren mit allerlei aromatischen Substanzen gefüllt, die Wirkung beruhte aber auf Ammoniak. Der Ammoniak stammte aus Ammoniumcarbonat und das wiederum aus Hirschhornsalz, das in die Riechfläschchen gefüllt wurde. Dass der beißend stechende Geruch von Ammoniak aus einer Ohnmacht wecken kann, liegt daran, dass er über den Trigeminusreflex einen Kehlkopfschluss auslöst, der wiederum ein forciertes Einatmen verursacht. Heute werden Ammoniakverbindungen zum Auslösen des Atemreflexes nur noch in der Tiermedizin eingesetzt.

Rausch über die Nase

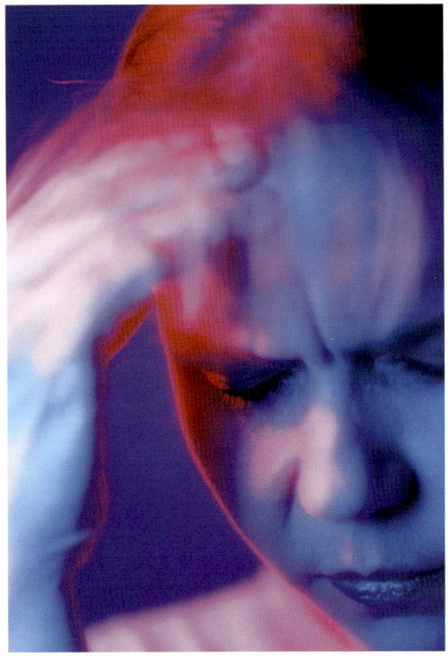

Wegen entgegengesetzter, nämlich betäubender, berauschender Wirkungen, werden manche Substanzen über die Nase zugeführt. Benzin, Klebstoffe, Lösungsmittel sind billige Drogen mit desaströser Wirkung. Das „Schnüffeln" endet nicht selten tödlich – und wenn nicht, so ist es zumindest extrem riskant. Am Anfang kommt es zu Schwindel und Übelkeit, dann setzt ein Rauschzustand ein, der eine halbe bis eine Stunde dauert und mit euphorischen Gefühlen und Halluzinationen verbunden sein kann. Größere Mengen der Stoffe führen leicht zu Bewusstseinsveränderungen, Koma und Atemlähmung. Die Langzeitfolgen sind fatal. Es kommt sehr rasch zu nicht mehr rückgängig zu machenden Schäden an den Organen wie Leberzirrhose, Veränderungen der Blutzellen und neurodegenerativen Veränderungen, die einer Alzheimer- oder Parkinson-Krankheit entsprechen. Die geistigen Fähigkeiten verfallen, es treten psychische Probleme wie Panikattacken oder Schizophrenie-Symptome auf. Da es sich hierbei um organische Schäden mit Verlusten von Hirnsubstanz handelt, ist eine Behandlung nahezu unmöglich.

Mit dem Geruchssinn haben diese Wirkungen nichts zu tun, er vermittelt höchstens, dass Benzin eben so riecht, wie es riecht. Benzin und Lösungsmittel werden übrigens von nicht wenigen Menschen als angenehm empfunden, manche steigen sogar an der Tankstelle aus, um den Benzingeruch zu genießen. Auch an Textmarkern und Fettstiften im Büro oder am Zeichentisch wird oft und gerne gerochen, diese enthalten ebenfalls Lösungsmittel. Der Geruch dieser chemischen Verbindungen wird als angenehm verspürt, mit bedenklichem Suchtverhalten oder gar einer Gesundheitsgefährdung hat das aber nichts zu tun. Beim Lack ist es übrigens das Lösungsmittel, das riecht, nicht die Farbe selbst.

Das Schnüffeln von Lösungsmitteln, Nitro-Verbindungen usw. (auch „Glue Sniffing" genannt) ist vor allem in Afrika und in den Südstaaten der USA unter Jugendlichen aus ärmeren Gesellschaftsschichten recht verbreitet und fordert auch nicht wenige Todesopfer. Der Substanzmissbrauch unterscheidet sich vom „normalen" Drogen-Abusus in einigen wesentlichen Punkten: Das Problem am Schnüffeln ist, dass die Substanzen bzw. deren Abbauprodukte in Blut und Harn nur schwierig nachzuweisen sind. Auch ist der Besitz von Benzin, Lack oder Klebstoff ja nirgends verboten. Glue Sniffer sind daher nur sehr schwer zu überführen, meistens gelingt das nur dann, wenn sie in flagranti ertappt werden. Noch dazu sind diese Stoffe im Vergleich zu anderen Drogen wie Heroin oder Kokain sehr billig und an jeder Straßenecke problemlos zu kaufen.

Eine in ihren Folgen tragische, trotzdem aber sehr skurrile Variante des Schnüffelns wird aus Afrika berichtet. In Sambia wird eine Substanz namens „Jenkem" als Schnüffeldroge benutzt. Der gasförmige Stoff wird auf relativ einfachem Wege aus Jauche gewonnen und hinterlässt angeblich auch einen der Grundsubstanz entsprechenden Geschmack in Mund und Nase. Wegen seiner stark halluzinogenen Wirkung und seines extrem günstigen Preises sowie wegen der leichten Herstellbarkeit wird er aber laut verschiedener Medienberichte in den ärmsten Regionen Afrikas häufig verwendet. Der chemische Wirkungsweg ist unklar bzw. nicht erforscht. Eine 2007 gemeldete Verwendung von „Jenkem" in den USA (Florida) stellte sich nach eingehender polizeilicher Überprüfung allerdings als Hoax, also als ein im Internet verbreiteter Jux, heraus.

AUCH GENIES „SCHNÜFFELN"

Friedrich Schiller war nicht nur ein genialer Dichter, der zeitlos schöne Werke hinterließ, er hatte auch seine olfaktorischen Eigenarten. Angeblich konnte er nur dann wirklich gut schreiben, wenn in seiner Tischlade verfaulte Äpfel lagen und er deren Geruch schnuppern konnte. Diese Anekdote wird in verschiedenen Quellen erwähnt, es dürfte also zumindest etwas Wahres dran sein. Und außerdem war diese Art des Schnüffelns sicher nicht besonders gefährlich.

Lahmgelegtes Nervensystem

Bei sämtlichen Substanzen, die beim Schnüffeln von Benzin, Klebstoff usw. wirken, handelt es sich um sogenannte „organische Verbindungen". Bei diesen ist eine Eigenschaft der Geruchsstoffe extrem ausgeprägt, nämlich die lipophile Natur. Sie lagern sich leicht und schnell an die Lipidmembran der Schleimhautzellen an. Nicht nur das, sie diffundieren auch sofort durch die Membran und dringen in das Innere der Zellen und damit in den Körper ein. „Fettliebend" wie sie sind, konzentrieren sie sich im Fettgewebe. In gewissem Sinn ist auch das Zentralnervensystem als Fettgewebe zu bezeichnen. Die Nervenzellen, aus denen es aufgebaut ist, sind von einer dicken Myelinschicht umgeben, die als Abschirmung gegenüber dem Körpermilieu dient, damit die elektrische Reizleitung ungestört funktioniert.

Wie schnell Lösungsmittel auf die Haut wirken, sieht man an den weißen Flecken, die sofort nach Kontakt mit Nitroverdünnungen oder Nagellackentferner entstehen und das Resultat einer Entfettung sind. Mit derselben Geschwindigkeit dringen Substanzen beim Schnüffeln von Benzin, Klebstoff usw. in den Körper ein und gelangen aufgrund ihrer lipophilen Natur umgehend in das Nervensystem – vor allem in das Zentralnervensystem. Was dann in letzter Konsequenz passiert, hängt von der Art der Substanz ab.

In diese Kategorie gehören auch einige früher als Narkosemittel eingesetzte Substanzen wie Chloroform oder Diethylether, auch als Ether oder Äther bezeichnet. Der charakteristische und unverwechselbare Geruch von Äther als Narkosemittel ist vielen Erwachsenen heute noch in Erinnerung, früher wurden damit routinemäßig alle Allgemeinnarkosen durchgeführt. Die Nachwirkungen waren übel – im wahrsten Sinne des Wortes. Erbrechen nach einer Narkose war normal, und der Geruch des Äthers hielt sich manchmal tagelang im Krankenzimmer. Auch bestand aufgrund seiner leichten Entzündbarkeit in den OPs früher eine erhöhte Explosionsgefahr. Heute wird Äther in der Anästhesie nicht mehr verwendet, es sind längst modernere und besser verträgliche Substanzen gefunden worden.

Übrigens wurde Äther früher auch als Stärkungsmittel benutzt. Die legendären „Hoffmannstropfen" bestanden zu einem Gutteil aus Äther. Freilich werden Äther und seine verwandten Substanzen noch heute verwendet, als Lösungsmittel in der Duftstoff-Industrie zum Extrahieren von bestimmten Riechstoffen zum Beispiel.

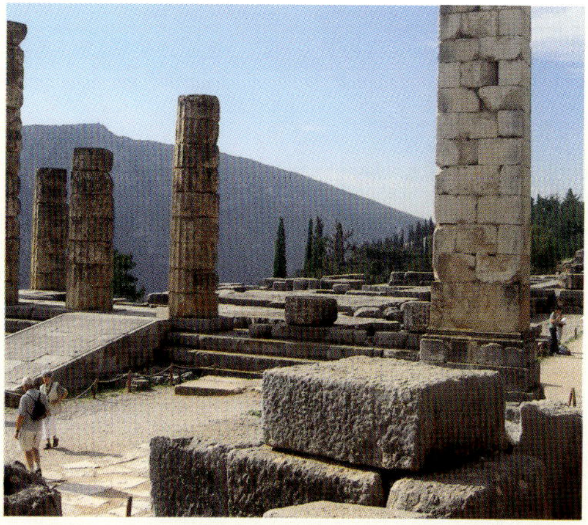

DAS ORAKEL VON DELPHI

Auch die Weissagerinnen in der Höhle von Delphi, die Pythien, waren letztlich Schnüfflerinnen. Aus dem Boden der Höhle stiegen Dämpfe auf, welche die Priesterinnen in Trance versetzten und Halluzinationen verursachten. Damals glaubte man, dass dann der Gott Apollo aus ihnen sprach. Zur Blütezeit des Orakels waren in Delphi ganze Schnüfflerinnen-Trupps eingesetzt, die richtiggehenden Schichtdienst absolvierten, um den vielen Ratsuchenden entsprechend vernebelte Auskünfte erteilen zu können. Die Orakel waren keine Prophezeiungen im Sinne von klaren Zukunftsvoraussagen, sondern mussten immer erst gedeutet werden. Dafür waren die nüchternen Oberpriester zuständig. Diese haben sich vom Schnüffeln tunlichst ferngehalten.
Neuere Forschungen haben gezeigt, dass vermutlich Ethylen, Kohlendioxid und Methan die Priesterinnen in den für die kryptischen Prophezeiungen notwendigen Rauschzustand versetzten. Andere Forscher sind der Ansicht, dass einfach der durch das Schnüffeln entstehende Sauerstoffmangel die Frauen ihre wirren Botschaften produzieren ließ. Die Priesterinnen mussten übrigens ledig sein und Jungfrauen ohne Familie, wahrscheinlich weil die im Hintergrund wachenden Oberpriester recht bald erkannt haben, dass die berufliche Dauerschnüffelei der Gesundheit der Pythien eher abträglich war.

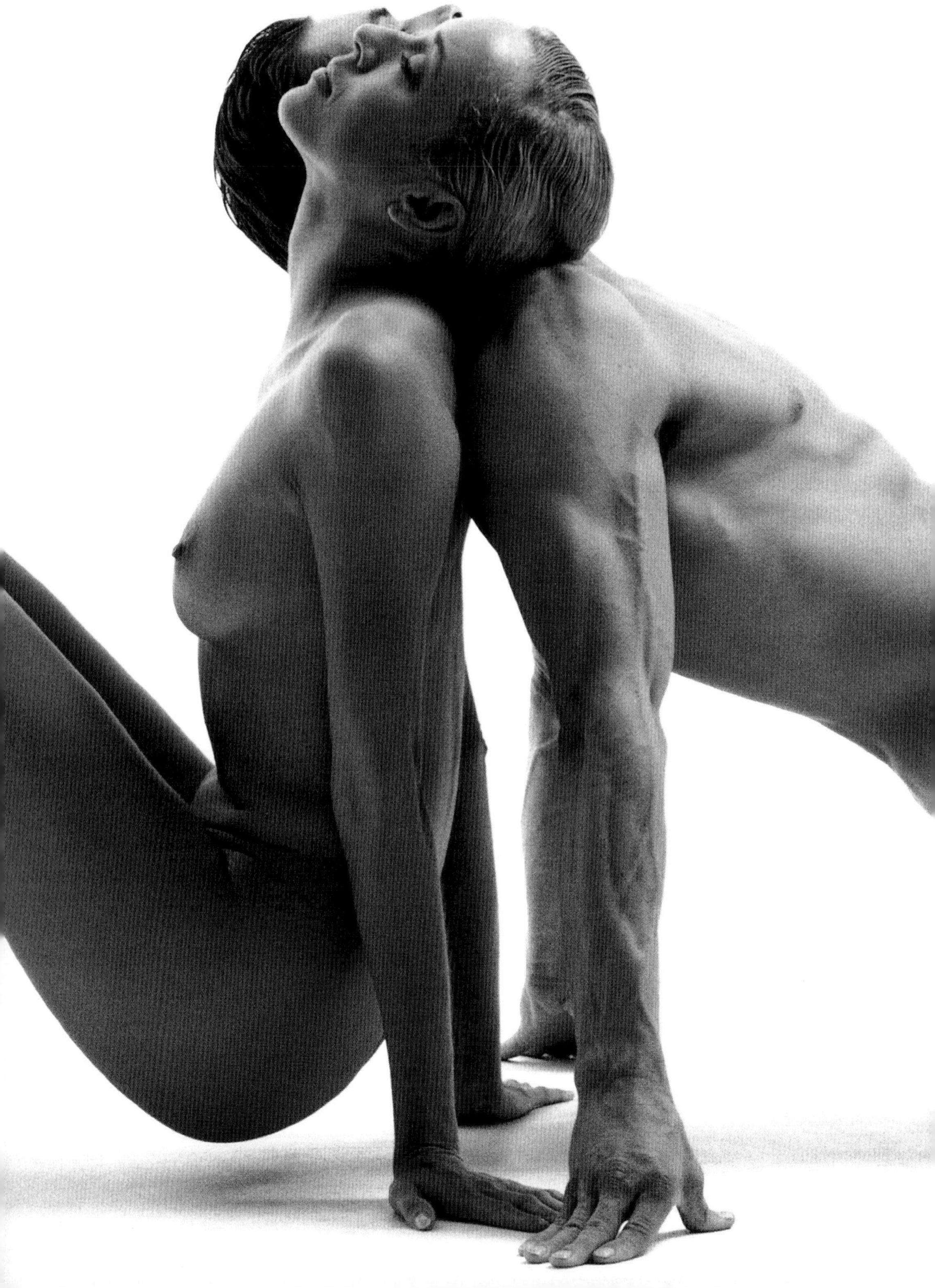

Gerüche in der Medizin

VON DER ANTIKE AN, MÖGLICHERWEISE ABER AUCH SCHON VORHER, BIS INS SPÄTE 19. JAHRHUNDERT HINEIN WURDE GERÜCHEN EINE GROSSE UND TEILWEISE BEHERRSCHENDE ROLLE BEI DER ENTSTEHUNG VON KRANKHEITEN ZUGESCHRIEBEN. MIT DÜFTEN HAT MAN AUCH VERSUCHT, SIE ZU BEKÄMPFEN. VIELE KRANKHEITEN HABEN IN DER TAT IHRE EIGENEN GERÜCHE, UND DIESE SPIELEN AUCH HEUTE IN DER DIAGNOSE EINE ROLLE. SCHLIESSLICH WERDEN DÜFTE IN DER HEUTIGEN FORM DER AROMATHERAPIE ZUR UNTERSTÜTZUNG SCHULMEDIZINISCHER THERAPIEN EINGESETZT.

Von der Antike an, möglicherweise aber auch schon vorher, bis ins späte 19. Jahrhundert hinein wurde Gerüchen eine große und teilweise beherrschende Rolle bei der Entstehung von Krankheiten zugeschrieben. Krankheiten konnten angeblich auf Störungen im Organismus selbst zurückgehen oder wurden als Infektionskrankheiten durch andere Lebensformen ausgelöst. Bis zu einem gewissen Grad können Viren – genau genommen nicht zu den Lebewesen zu zählen –, Mikroorganismen und Parasiten erst dann krank machen, wenn die Immunabwehr des menschlichen Organismus geschwächt ist. Es gibt aber auch Krankheitserreger, die so aggressiv sind, dass nicht einmal ein optimal funktionierendes Immunsystem etwas dagegen ausrichten kann.

Krankheiten sind ein Teil der belebten Natur, sie haben sich im Lauf der Zeit mit den Lebewesen entwickelt und verändert. Seuchen sind ein Preis für die Zivilisation, den die Menschheit zu zahlen hatte und hat. Zwar hat es Infektionskrankheiten wahrscheinlich immer schon gegeben, den heutigen vergleichbare wahrscheinlich ab dem Zeitpunkt, da die Vorfahren der Menschen vom Wald in die Savanne gesiedelt waren und ihre Nahrungsaufnahme umgestellt hatten. Doch bei den Jägern und Sammlern und den verstreut lebenden Stämmen starben Einzelne daran, eine Sippe oder ein Dorf. Damit war der „Ausbruch“ beendet. Das änderte sich mit dem Anstieg der Bevölkerungsdichte und der Entstehung der

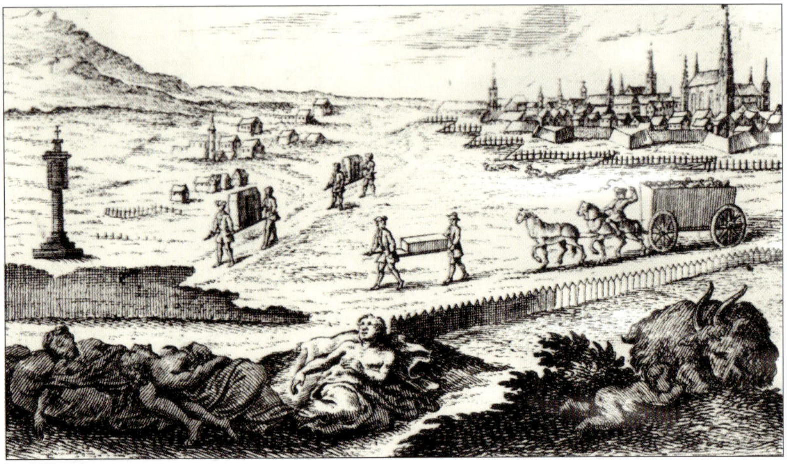

Die schlimmste dieser Seuchen war die Pest.

Städte. Millionen Jahre waren Verletzungen in Kämpfen, auf der Jagd oder bei Unfällen die häufigste Todesursache des Menschen gewesen. Jetzt begann die Ära der Seuchen.

Seit rund 10.000 Jahren kommt es immer wieder zu Epidemien, vor rund 2.000 Jahren erreichten sie eine völlig neue Qualität und erfassten ganze Weltregionen. Pest, Fleckfieber, Cholera entvölkerten ganze Landstriche, lösten jeden sozialen und familiären Zusammenhalt auf und warfen die Entwicklung Jahrzehnte, wenn nicht Jahrhunderte, zurück. Das große Sterben begann nicht nur durch das enge Zusammenleben vieler Menschen, sondern auch durch die zunehmende Mobilität und kehrte über die Jahrhunderte in Wellen immer wieder.

Gestank verpestet die Luft

Wir kennen heute das Prinzip der Infektionskrankheiten, aber wie sollten Menschen vor tausend oder zweitausend Jahren das Massensterben und unendliche Leid verstehen? Das Tor in den Mikrokosmos war noch lange nicht geöffnet, die Kenntnisse der Physiologie und Immunologie erst im Aufbau begriffen. Und von der Erfindung leistungsfähiger Mikroskope im 17. Jahrhundert dauerte es noch gut 200 Jahre, bis man den Zusammenhang zwischen Krankheitserregern und Seuchen erkannte.

Die schlimmste dieser Seuchen war die Pest. Sie entzog sich jeglichem Verständnis, die Ursachen waren jenseits des Denk-, geschweige denn Fassbaren. Dementsprechend irrig, hilflos, spekulativ und verzweifelt waren die vielen Versuche, dieses Phänomen zu erklären. Die Ursache wurde in spirituellen Störungen vermutet, im Zorn der Götter, in einer Strafe des einen Gottes, als Folge von Übersättigung und Ausschweifung gesehen. Erdbeben, die Konstellation von Planeten, Katzen, Hunde, Aussätzige, Zigeuner und Juden wurden dafür verantwortlich gemacht – wenn schon nicht für die Entstehung, so dann doch zumindest für die Ausbreitung der Krankheiten.

Eine zentrale und immer wiederkehrende Rolle spielte dabei die Luft. Sie wurde als unmittelbarer Auslöser der Pest und anderer Krankheiten gesehen, und zwar in Form übler Gerüche, die als Miasmen bezeichnet wurden. Miasma bedeutet übersetzt „übler Geruch, Übel, Befleckung“. Als Begründer der Miasmen-Lehre gilt Hippokrates von Kos. Die stinkenden und krankheitserregenden Dünste und Dämpfe kamen aus Fäulnis, sie strömten bei tierischer und pflanzlicher Verwesung aus. Miasmen stiegen aus Grabgewölben, Friedhöfen,

Senkgruben, aus Verliesen, Gefängnissen und vor allem Spitälern. Die Erde saugte sich voll mit üblen Gerüchen, die krank machen, und produzierte in ihren Eingeweiden selbst Miasmen – eine Ansicht, die unter anderem auf der tödlichen Wirkung von Grubengas beruhen dürfte. Die Vermutung, dass Schlamm „tödliche Luft" absondern kann, dürfte sich von der Tatsache ableiten lassen, dass einige Krankheiten wie Fleckfieber oder Malaria durch Stechmücken übertragen werden.

Miasmen und andere Schrecken

Als Ursprung der Pest wurde also der Gestank in Gestalt der Miasmen gesehen, die Verbreitung erfolgte auf verschiedenen Wegen, unter anderem über den Atem der Kranken. Aus Pestzeiten gibt es viele Schilderungen in der Art: Ein Arzt besucht einen Kranken, hebt die Bettdecke und erblickt die Beule in der Leiste sowie Geschwüre am Bauch. Wie ein „giftiges, wildes Tier" stürzt sich der Gestank von Schweiß- und Eiterdünsten auf den Mann, der sogleich wie tot zu Boden fällt. Seine Rettung verdankt er allein der Tatsache, dass er ein paar Mal heftig niesen muss, wobei das Gift ausgestoßen und er gerettet wird.

Vor diesem Hintergrund wird auch die Angst vor Wasser leichter verständlich, die sich phasenweise in konsequentem Vermeiden von Waschen und Baden äußerte. Man musste ja verhindern, dass die krankmachende Luft in den Körper eindringt. Das hätte sie nämlich tun können, wären die Poren der Haut durch warmes Wasser geöffnet und durchlässig geworden. Manche gelangtem zu dem Schluss, dass eine derart verderbte Luft in einem gemäßigten Klima wie das Europas nicht entstehen könnte. Damit könne die Pest nur aus heißen Ländern stammen, aus Afrika, Persien, Indien oder China. Denn dort sei nicht nur das Klima heiß genug dafür, auch die Eingeborenen hätten heißes Blut, was sowohl angeboren als durch Ekel erregende Speisen bedingt sei.

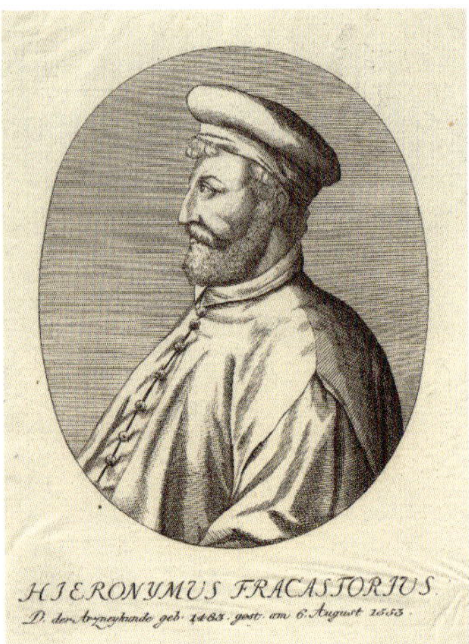

Der Arzt und Dichter Girolamo Fracastoro widersprach Anfang des 16. Jahrhunderts der Miasmen-Theorie.

Zahlreiche Varianten der Miasmen-Theorie wurden im Lauf der Zeit entwickelt. Man versuchte sie mit den verschiedensten Apparaten nachzuweisen, die Gelehrten lieferten sich jahrhundertelange Auseinandersetzungen. Manche wichen den endlosen Diskussionen aus, indem sie von einem verborgenen Wesen der Pest sprachen. Andere kamen mit ihrer Einschätzung der Realität schon ziemlich nahe, wie der Arzt und Dichter Girolamo Fracastoro, der Anfang des 16. Jahrhunderts der Miasmen-Theorie widersprach und die Existenz „lebendiger krankheitserregender Keime" annahm.

Als Höhepunkt der Furcht vor der verdorbenen Luft wird die Pest in Londen 1665 gesehen. Miasmen trieben aber auch noch bei der Choleraepidemie in London 1854 ihr Unwesen. In der zweiten Hälfte des 19. Jahrhunderts kam es dann zur terminalen Kollision zwischen der geruchsbasierten Miasmen-Theorie und der evidenzbasierten modernen Wissenschaft. Die alte Miasmen-Theorie, an die damals noch fast alle Mediziner glaubten, sollte aber noch einmal tragische Folgen zeitigen. Der Wiener Arzt Ignaz Semmelweis war der Vorreiter der modernen Hygiene, zu seinen Lebzeiten war ihm jedoch kein Erfolg damit beschieden. Bevor seine Erkenntnisse umgesetzt wurden, war der hartnäckige Miasmen-Glaube noch schuld am Tod tausender junger Mütter, die im Wochenbett starben.

Siegeszug der Hygiene

Semmelweis hatte erkannt, dass nicht Gerüche und Dünste am Kindbettfieber schuld waren, sondern mangelnde Hygiene. Ärzte wuschen sich damals die Hände nicht, weder nach Obduktionen noch nach Geburten oder Operationen, oft eilten sie vom Kreißsaal in die Prosektur und umgekehrt. Heute unvorstellbar und nicht nachvollziehbar, war dieses Verhalten damals aber Normalität – eben aufgrund der Miasmen-Lehre, nach der alles Übel durch den Gestank übertragen und der wahre Infektionsweg ignoriert oder nicht für möglich gehalten

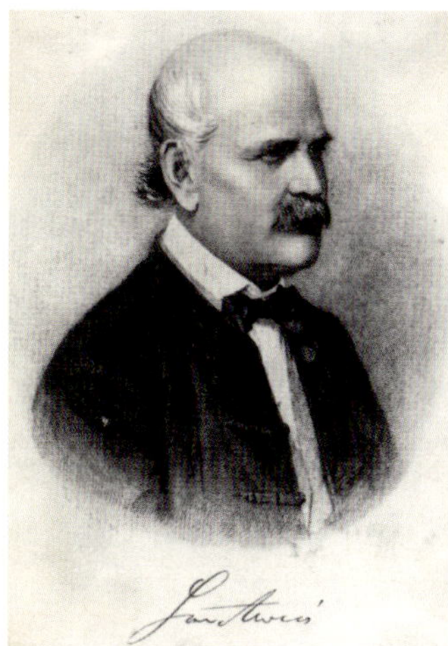

Semmelweis wurde in Wien angefeindet und ging zurück in seine Heimatstadt Budapest.

wurde. Trotz des von Semmelweis erbrachten Nachweises, dass Händewaschen Menschenleben retten kann, glaubten die Kollegen lieber an die traditionellen Theorien der Krankheitsübertragung durch Dünste und hielten sich nicht an Semmelweis' Empfehlungen.

Semmelweis wurde sogar angefeindet und aus Wien förmlich verjagt, er ging nach Budapest, erkrankte später psychisch und starb in einer Wiener psychiatrischen Anstalt unter mysteriösen Umständen. Manche Quellen behaupten sogar, er wurde dort erschlagen. Trotzdem: Die Saat der richtigen Erkenntnis ging auf, seine Publikationen wurden immer öfter gelesen und brachten ihm posthume Anerkennung. Nach dem Semmelweis-Drama ging es nämlich auf einmal ziemlich rasch. Der schottische Chirurg Joseph Lister führte, basierend auf den Semmelweis-Schriften, in den Operationssälen die Desinfektion ein, die sich weltweit durchsetzte und die Mortalität drastisch senkte.

Die heute weltberühmten Wissenschaftler Robert Koch und Louis Pasteur wiesen in den 1870er Jahren in einem Wettstreit die Existenz von Krankheitserregern – es war der Erreger der Cholera – und damit das Prinzip der Ansteckung nach. Das gelang zur selben Zeit oder kurz davor übrigens auch dem Italiener Filippo Pacini, der aber von den etablierten wissenschaftlichen Gesellschaften ignoriert wurde. In Ansätzen ist der Glaube an eine durch Gerüche vermittelte Übertragung von Krankheiten heute noch vorhanden, etwa bei Naturvölkern Afrikas oder Südamerikas.

Suche nach Heilung in Düften

Interpretation, Umgang und Verwendung von Duftstoffen bewegten sich immer auf und zwischen mehreren Ebenen. Kult und Medizin waren lange gar nicht voneinander zu trennen. Priester und Heiler war ein und derselbe. Man kann auch davon ausgehen, dass die duftenden Kräuter und anderen Pflanzenteile, die man ins Feuer warf, auf beiden Ebenen das ihre bewirkten. In der Tat ist es oft nicht möglich, bei der heilenden Wirkung eines Therapeutikums zwischen körperlicher und seelischer Ebene zu trennen. Und von einem ganzheitlichen Bild des Menschen ausgehend, ist das auch gar nicht anzustreben.

Hier geht es um das weite Feld der psychosomatischen Wechselwirkungen. Wenn Gerüche schon nicht physiologische Parameter beeinflussen – was ja durchaus der Fall sein kann –, so wirken sie vielfach auf die Stimmung. Und die Stimmung kann wieder körperliche Vorgänge beeinflussen, wie altes empirisches Wissen sagt und wie der relativ neue Forschungszweig der Psychoneuroimmunologie auch langsam wissenschaftlich nachzuweisen beginnt. Die drei großen Kommunikationssysteme des Menschen – Nerven-, Immun- und Hormonsystem – stehen miteinander direkt in Verbindung und können die Botenstoffe des jeweils anderen „verstehen".

Gegen nicht wenige Beschwerden und Leiden wurden erstaunlich früh erstaunlich wirksame Gegenmittel gefunden. Der Erfahrungsschatz der frühen Heiler war enorm und lebt in Teilen der Volksmedizin weiter. Doch den damals neuen Seuchen stand man mehr oder weniger hilflos gegenüber. So wie der Geruch als Erklärung für die Seuchen im Mittelpunkt stand, tut er das seit der Antike auch bei deren Bekämpfung. Dazu kommt, dass Duftstoffen etwas von Unverderblichkeit anhaftete und einige davon als Verbindung zu Göttern gesehen wurden. Diese Art der Aromatherapie beruhte auf der Annahme einer Antipathie zwischen Gestank – also Krankheit – und Wohlgeruch.

Duftmedizin nach Jahreszeit und Budget

Aus dem Mittelalter gibt es aus Frankreich zum Beispiel jahreszeitlich abgestimmte Empfehlungen zur Vorbeugung vor Seuchen. Im Sommer sollen es kalte Aromen sein wie Rosen, Sandelholz, Seerosen, Essig, Kampfer-Duftkissen – diese sollen auch das Herz stärken – sowie kalte Äpfel. Im Winter wird Aloe-Hölzern, Ambra, Muskat-Nuss und Ambra-Äpfeln der Vorzug gegeben. Riechäpfel stammen aus einer langen Tradition im Orient und sind hohle Kugeln, die je nach Vermögen aus Gold oder Silber gefertigt und mit Perlen und Edelsteinen besetzt waren. Daneben gab es Riechdöschen, Duftkissen, Essenzen und Sirupe. Auch lauwarmen Essig sollte man besser immer griffbereit haben.

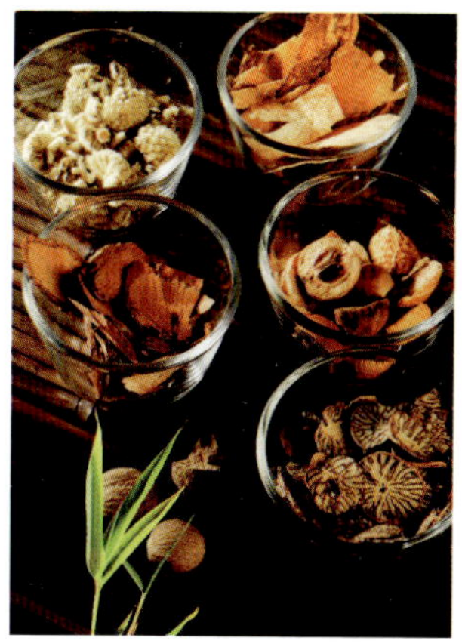

Im Winter wurde Aloe-Hölzern, Ambra, Muskat-Nuss und Ambra-Äpfeln der Vorzug gegeben.

Die finanziellen Möglichkeiten waren überhaupt ausschlaggebend, wie sich die Gesundheitsvorsorge und die Seuchenprävention gestaltete. Moschus, Ambra, Aloe oder

Kaneel konnten sich nur die Reichen leisten. Alle anderen mussten auf die vorbeugende Kraft von Storax, Kostus, Lorbeer, Majoran oder Mastix vertrauen. Und wer sich auch das nicht leisten konnte, dem wurde nahe gelegt, „zum gütigen Gott zu beten, dass er ihn in Zeiten der Krankheit und der Unruhen wohl behüte“.

An Gegengiften, die teilweise dem Essen beigemengt und teilweise für Räucherungen verwendet wurden, waren Schlangenfleisch, Perlen und Edelsteine gebräuchlich, zerriebener Ziegenstein – eine Ablagerung aus dem Magen mancher Tiere – und Eschenholz. Esche deshalb, weil sich in der Nähe der Esche keine giftigen Tiere finden. Allerdings ließ die präventive beziehungsweise heilende Wirkung zu wünschen übrig, sodass man zu verstärkenden Maßnahmen griff.

Einerseits wurde versucht, den Gestank – also die Miasmen – mit einem anderen Gestank zu vertreiben. Dies beruhte auf der Beobachtung, dass Kloakenentleerer oder Gerber, die ständig mit stinkendem Unrat zu tun hatten, offenbar weniger anfällig für die Seuchen waren. Was dabei beobachtet wurde, war nichts anderes als eine Immunität durch ständigen Kontakt mit Krankheitserregern.

Andererseits suchte man die Wohlgerüche selbst zu verstärken, und zwar durch scharfe Gerüche wie Schwefel, Arsen, Antimon, Schießpulver oder Pech. Auch die duftenden Riechäpfel wurden nicht selten ein Opfer solcher Verstärkungsmaßnahmen und mit Schwefel, Pech oder Kastoreum (Bibergeil) gefüllt. Nach genau festgelegten Plänen wurden Feuer in den Straßen entfacht, um die krankmachende Luft zu vertreiben.

Räucherungen in Schwitzstuben

Oft war sicher nicht klar, ob die Menschen nun an der Pest oder an den Räucherungen starben, auch wenn diese nach der Empfindlichkeit der Personen abgestimmt wurden – Große, Kleine, Starke, Schwache und Empfindliche. In einer Schwitzstube wurde man unter aufgehängten Tüchern in die Dünste des Räucherwerks getaucht, das in einem Ofen brannte. Für die Reinigung von Erwachsenen „bei guter Gesundheit“ und für diverse Gegenstände wurde eine mittelstarke Räucherung verwendet, die etwas weniger intensiv war als eine „starke“ oder „scharfe“ Räucherung, die zum Abtöten von Miasmen in Räumen diente, wo Pestkranke gestorben waren. Dabei wurden große Mengen ätzender und stinkender Stoffe verwendet:

Arsenik, Schießpulver, ungelöschter Kalk, gelbes Schwefel-Arsenik, Antimon, Terpentin, Pechharz, Schwefel, Salpeter, Ammoniaksalz, Zinnober und Tierkot. Kinder, Kranke und schwangere Frauen hatten Glück, für sie kamen nur wohlriechende Stoffe in Frage.

Bevor ein Arzt das Haus eines Pestkranken betrat, sollte er Türen und Fenster öffnen lassen und dann eine desinfizierende Dufträucherung durchführen. Dann konnte sich der Arzt zum Kranken begeben, wobei er hinter einem Kohlebecken einherging, auf dem Weihrauch, Myrrhe, Rosen, Benzoe, Labdanum, Storax und Gewürznelken brannten. In der einen Hand trug er einen Wacholderzweig, in der anderen einen Riechapfel, einen Blumenstrauß oder einen in Essig getränkten Schwamm. Herztöne und Atemgeräusche konnte er nur aus einiger Entfernung abhören. Für eine nähere Betrachtung sollte der Arzt dem Patienten den Rücken zukehren und mit rückwärts ausgestreckter Hand Puls, Stirn oder Herzgegend fühlen – immer mit einem schützenden Geruch direkt vor der Nase.

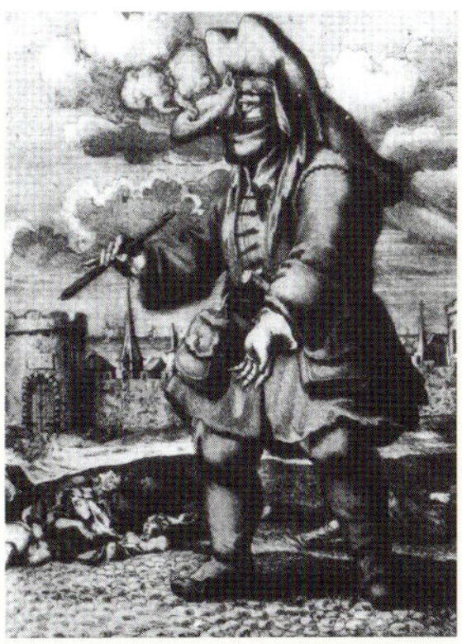

DER ARZT MIT DER PESTNASE

Die in Pestzeiten typische „Pestnase", die sich die Ärzte manchmal vor das Gesicht schnallten, diente dazu, wohlriechende Substanzen vor dem Riechorgan in Stellung zu bringen. Der Arzt hatte damit die Hände frei, um sein Gleichgewicht zu halten, wenn er mit Stelzen über die Sterbenden stakte. Denn neben der Geruchshilfe verwendeten die Ärzte damals auch hölzerne Gehhilfen, um mit den Kranken auf keinen Fall in Berührung zu kommen. Damit wurde unbewusst sogar die Ansteckungsgefahr gemindert. Zeitgenössische Abbildungen vermitteln ein zynisch wirkendes, vor allem aber hilfloses Bild der vermutlich recht ängstlichen Ärzte der damaligen Zeit. Zu ihrer Entschuldigung muss man festhalten, dass es weder geeignete Heilmittel noch hygienische Maßnahmen gab, die sie hätten anwenden können. Sie konnten weder helfen noch sich oder die Patienten vor Ansteckung schützen. Heute wird auch bezweifelt, dass wirklich alle Ärzte in Zeiten der Pest mit Räuchergefäß vor der Nase unterwegs waren.

Der Duft der Mumien

Da auch die schärfsten Räucherungen ganz offensichtlich kein effektives Mittel gegen die Pest war, ging die Suche nach vorbeugenden und heilenden Therapien weiter. Dabei fand eines der seltsamsten Medikamente der Medizingeschichte beträchtliche Verbreitung, nämlich Mumien.

Da sich die Einbalsamierung offenbar als so wirksam gegen den Verfall des Fleisches erwiesen hatte, schloss man daraus, dass der „Saft" der Mumien ein wirksames Mittel gegen den durch die Miasmen drohenden Verfall sein könnte und nicht nur gegen die Pest, sondern gegen alle möglichen anderen Leiden helfen könnte. Ganz so falsch lag man damit nicht, denn die zur Einbalsamierung verwendeten Pflanzeninhaltsstoffe wirkten ja antibakteriell und stoppten die Verwesung.

Die „Entdeckung" des Mumiensaftes wird Arabern zugeschrieben, die im 7. Jahrhundert Ägypten eroberten. Bei der Öffnung alter Gräber fand sich eine wohlriechende Flüssigkeit in den Sarkophagen, zäh wie Honig. Während die arabische Medizin sich auf die Verwendung dieses Mumiensaftes beschränkte kam es in Europa zu einer folgenschweren Fehleinschätzung. Folgenschwer für die Totenruhe der einbalsamierten Ägypter, denn man hielt die toten Körper selbst für heilkräftig. Jahrhundertelang wurden Mumien zerbröselt, in Mörsern zerstampft und zu Pulvern, Tinkturen und Salben verarbeitet. Im 11. Jahrhundert wurde „mumia" in den heilkundlichen Wortschatz des Abendlandes aufgenommen.

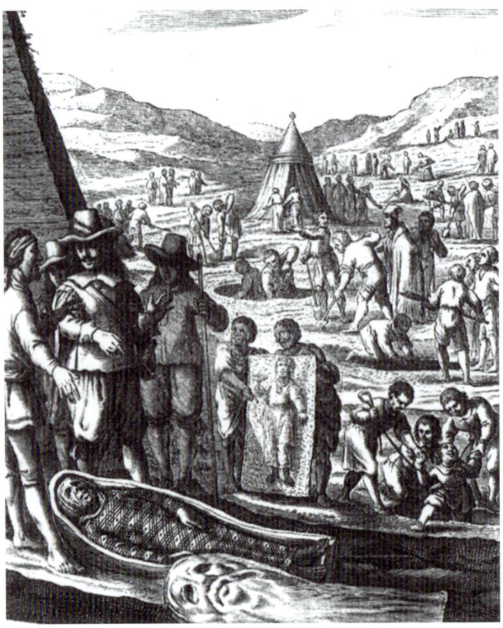

Im 17. Jahrhundert kam es in Ägypten zu Verordnungen, die die Ausfuhr von Mumien untersagten.

Irgendwann wurden die ägyptischen Mumien trotz eifrigster Grabplünderungen jedoch knapp. Zudem gab es ab dem 17. Jahrhundert Verordnungen in Ägypten, die die Ausfuhr von Mumien untersagten. Verständlich. Man wollte verhindern, dass die Europäer die Vorfahren verspeisten. Aber auch auf ägyptischer Seite war eine gehörige Portion Aberglaube im Spiel. Es wurde nämlich befürchtet, dass die Christen aus den Mumien einen Zauber gegen Muslime herstellen könnten.

Mumia „Made in Europe"

Was tat man nun in Europa angesichts des Ausbleibens von Mumiennachschub? Man begann selbst welche zu produzieren, wobei der zweite Irrtum der Mumienmedizin passierte. Man hielt die im Lauf der Zeit in Mumien verfestigten Harze, Öle und Gewürze für Bitumen oder Asphalt und dachte, diese seien für den Erfolg der Einbalsamierung verantwortlich gewesen.

In der Folge wurden auch in Europa „Mumien" hergestellt. Die Leichen bezog man aus Spitälern oder von Richtstätten. So zumindest die offizielle Version. Tote wurden nächtens vom Galgen geschnitten, die Innereien entfernt, das Fleisch getrocknet und in Erdpech, also Bitumen, getaucht. Manchmal wurde auf das Erdpech auch verzichtet. Besonders gute Qualität sollen Gehenkte und da vor allem junge Rothaarige geliefert haben. Verkauft wurden diese Präparate dann als „frische" Mumien. Nicht selten wurden sie um sehr viel Geld den Kranken als angebliche Mumia vera Aegyptica angedreht.

So ganz falsch lag man in Europa mit dem Erdpech aber auch wieder nicht. Denn es erscheint wahrscheinlich, dass dieses bei der Einbalsamierung weniger wohlhabender Ägypter auch verwendet worden ist. Und in verschiedenen medizinischen Traditionen hat es sich angeblich bis zu einem gewissen Grad als heilkräftig erwiesen. Zu Hippokrates' Zeiten war Asphalt sogar als äußerlich anzuwendendes Allheilmittel bekannt. Er wurde aber wohl nur dann gegeben, wenn alles andere nichts half. Wissenschaftlich lässt sich kein therapeutischer Effekt nachweisen. Zudem enthält Asphalt beziehungsweise Bitumen jede Menge krebserregende Stoffe, deren Auswirkungen freilich erst nach längerer Zeit zum Tragen kommen.

Kritische Stimmen zur Verwendung von Mumien als Medikamente kamen von verschiedenen Seiten schon relativ früh, etwa im 15. Jahrhundert. Es dauerte aber noch eine ganze Weile, bis der Spuk sein Ende fand. Im 18. Jahrhundert ließ die Nachfrage nach, doch noch

1843 wurde Mumia beispielsweise in österreichischen Apotheken als anerkanntes Heilmittel vertrieben, wobei allerdings nicht ganz klar ist, ob es sich nun um wie auch immer hergestellte Mumien oder um Bitumen-Präparate handelte. Und noch um 1920 tauchte Mumia in einzelnen Apotheken auf, zum Beispiel in St. Lambrecht in der Steiermark als Teil eines Präparats gegen „gestandenes Blut", also zur Abwendung und Behandlung von Thrombosen.

Die Gerüche sind in der Medizin trotz des nahezu vollständigen Verschwindens der Miasmen-Theorie natürlich noch immer ein Thema. Sie haben in Diagnose und Therapie ihren festen und wichtigen Platz. Allerdings wird die medizinische Geruchswelt heute vor einem wissenschaftlich gesicherten oder zumindest breiten empirischen Hintergrund wahrgenommen. Jedenfalls gibt es keine Ärzte mit Pestnasen mehr, und das früher so häufige Ausräuchern von Krankenzimmern oder Wohnhäusern ist sinnvolleren Methoden der Krankheits- und Seuchenbekämpfung gewichen. Eine Ausnahme hinsichtlich der Miasmen-Lehre gibt es dennoch: In der Homöopathie hat die Miasmen-Theorie nach wie vor ihren Stellenwert und ist in die alternativmedizinische Lehre integriert. Das ist aber kein Beweis von Rückständigkeit, sondern ein Kennzeichen der homöopathischen „Weltanschauung", und diese ist grundsätzlich anders als die schulmedizinische.

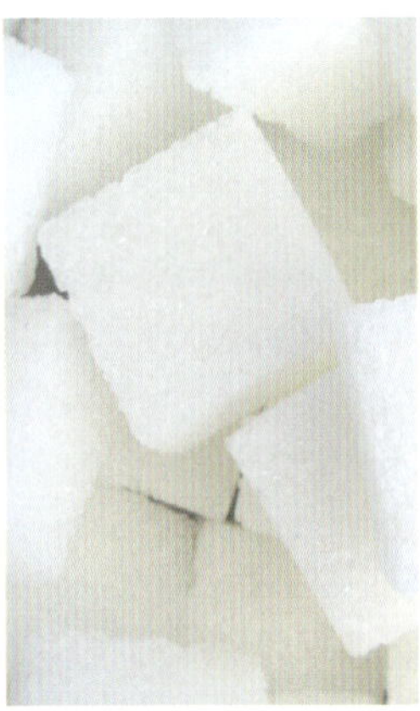

BLUTZUCKERSENKUNG MIT DÜFTEN

Vielleicht wird die Kraft der Erinnerung an Duftstoffe eines Tages die Behandlung von Krankheiten verändern und zumindest teilweise Medikamente ersetzen. Diese Überlegung beruht auf folgendem Experiment: Die Teilnehmer – gesunde junge Männer – bekamen vier Tage lang eine Injektion mit Insulin, was zu einer Senkung des Blutzuckers führte. Während der Behandlung wurden Duftstoffe verströmt. Am fünften Tag wurden lediglich Duftstoffe verströmt. Das Resultat: Der Blutzucker sank wie gehabt.

Krankheiten, die den Körpergeruch verändern

Krankheiten verändern den Stoffwechsel, und damit kann sich auch der Körpergeruch verändern. Nicht wenige Krankheiten sind daher an auch bestimmten Gerüchen zu erkennen. Wenn man sie erkennt. In der traditionellen chinesischen Medizin ausgebildete Ärzte gehen in der Diagnose ganz bewusst nach diesem Kriterium vor. In der westlich orientierten Medizin ist dieser Teil der ärztlichen Kunst heute etwas in den Hintergrund gerückt und durch eine von modernen Methoden und technischen Geräten geprägten Diagnostik ersetzt worden. Früher spielte der Geruch von Kranken bei der Diagnose auch in der westlichen Welt eine wesentlich größere Rolle als heute. Außer Frage steht dabei, dass Ärzte früherer Zeiten nur dem Stand des Wissens entsprechende Diagnosen vornehmen konnten, die dann unserem heutigen Verständnis nach häufig nicht korrekt waren.

Doch erfahrene Ärzte räumen dem Geruch eines Menschen nach wie vor große Aussagekraft über seinen Gesundheitszustand ein. Die klinische Einschätzung eines Patienten durch den Arzt beruht ihrer Überzeugung nach auf der Wahrnehmung des ganzheitlichen Gesundheitszustands mit allen Sinnen. Die größte Rolle spielt dabei das Sehen, aber schon an zweiter Stelle steht das Riechen. Auch das Tasten spielt natürlich eine wesentliche Rolle. Angesichts verknappender Ressourcen in der Medizin, was sich unter anderem in einer beschränkten Verfügbarkeit technischer Geräte beziehungsweise langen Wartezeiten bemerkbar macht, dürfte diese ganzheitliche klinische Einschätzung des Patienten wieder an Bedeutung zunehmen. Jedenfalls entsteht der eigene Geruch einer Krankheit durch bestimmte Stoffwechselprodukte, die vermehrt oder überhaupt erst anfallen.

➔ Diabetes äußert sich in einem Geruch, der Nagellackentferner ähnelt oder an Obst erinnert. Nicht von ungefähr, denn er geht auf Aceton zurück, das beim gestörten Stoffwechsel des Diabetikers vermehrt anfällt. Allerdings tritt dieser typische Geruch meist nur bei recht hohen Zuckerwerten auf. Im Regelfall wird er erst so richtig wahrnehmbar, wenn der Zucker total entgleist ist. Oft ist er das typische Kennzeichen eines diabetischen Komas und dient den Ersthelfern zur raschen Frühdiagnose dieses lebensbedrohlichen Krankheitsbildes. Daher eignet sich der Geruch nicht zur Früherkennung oder zum Diabetiker-Screening. Schade, denn das würde den Betroffenen viel Leid und dem Gesundheitssystem viel Geld ersparen.

- Wenn gesunde Leute länger fasten, kann der Acetongeruch ebenfalls auftreten. Die Ursachen für die Änderungen im Körpergeruch sind beim Fasten und beim Diabetes ähnlich. Beim Diabetiker kann Zucker im Blut nicht abgebaut beziehungsweise nicht in die Zellen eingeschleust werden, es entsteht daher ein dem Fasten ähnlicher Zustand, bei dem die Zellen hungern müssen. Der Effekt ist letztlich derselbe: Bei längerer Unterversorgung wird im Körper mehr Aceton gebildet. Und das riecht beim Gesunden genauso wie beim Diabetiker.

- Schwere Lebererkrankungen gehen mit einem ebenfalls typischen Geruch einher. Die Betroffenen riechen nach Leber und Erde. Diese Geruchsmischung ist ziemlich unangenehm, wird jedoch von den Erkrankten nicht wahrgenommen. Die Umgebung, also Angehörige, Pfleger und Ärzte, kann unter dieser Erscheinung allerdings durchaus leiden. Wenn bei Leberzirrhose-Patienten im Endstadium noch Magen- und Speiseröhrenblutungen dazukommen, was leider sehr oft der Fall ist, wird der spezifische Geruch der nun Todkranken extrem. Eine Mischung aus Ammoniak und anderen Stoffwechselprodukten, die von der zerstörten Leber nicht mehr abgebaut werden können, ist für diesen heftigen und unverwechselbaren Krankheits-Odeur verantwortlich.

- Nierenerkrankungen im fortgeschrittenen Stadium verursachen den typischen Urämie-Geruch, an dem man die Krankheit sofort erkennen kann. Kennzeichen dieses Geruchs ist vor allem die nach Harn riechende Atemluft, aber auch eine spezielle, eher säuerliche Körperausdünstung. Auch hier können die erkrankten Organe die anfallenden Stoffwechselprodukte nicht mehr adäquat abtransportieren und ausscheiden. Die Patienten selber werden vom Geruch verschont, sie merken ihn nicht, die Umgebung dafür umso mehr. Für den Urämie-Geruch gilt dasselbe wie für den Odeur der schwer Leberkranken. Er ist unverwechselbar, und wenn man ihn einmal wahrgenommen hat, vergisst man ihn nicht mehr.

- Bei Krebserkrankungen entsteht manchmal ein Geruch, der von Hunden erschnuppert werden kann. Es gibt Forschungsteams, die sich darauf spezialisiert haben, Hunde auf das Aufspüren von Tumoren abzurichten. Erste Erfolge werden aus Holland berichtet, wo es gelungen ist, Hauttumore im Frühstadium durch trainierte Hunde zu diagnostizieren. In Deutschland gelang es, Hunde dahingehend abzurichten, Lungenkrebs im Frühstadium zu erkennen. Sollte sich diese Methode bewähren, wäre damit eine einfa-

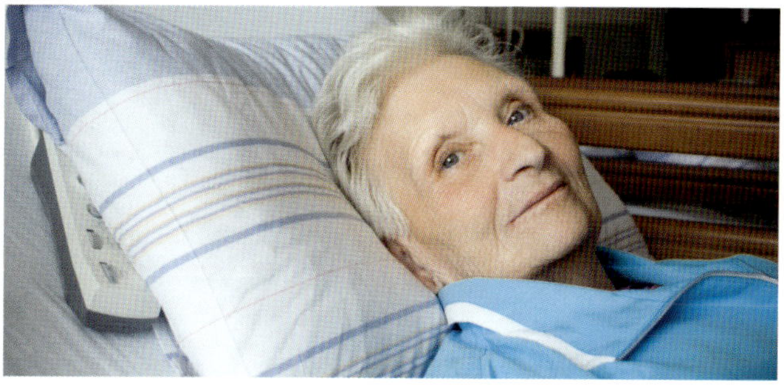

Nierenerkrankungen im fortgeschrittenen Stadium verursachen den typischen Urämie-Geruch, an dem man die Krankheit sofort erkennen kann.

che, vollkommen unschädliche und billige Methode gefunden, Tumore möglichst früh zu erkennen. Auf welche Substanzen dieser Geruch zurückgeht, ist jedoch noch nicht geklärt, Wissenschafter sind darüber ziemlich unterschiedlicher Ansicht. Die Identifizierung von Markern vorausgesetzt, ist auch die Entwicklung von Biosensoren denkbar, die zur Früherkennung von Lungenkrebs zum Beispiel eingesetzt werden könnten.

- Bei einer Unterfunktion der Schilddrüse (Hashimoto-Krankheit) kann gelegentlich ein eher übelriechender Schweißgeruch entstehen, der an Urin erinnert.
- Bei der als Hyperhidrose bezeichneten Störung der Schweiß-Sekretion wird zu viel Schweiß produziert. Die Betroffenen neigen daher dazu, rasch einen speziellen Körpergeruch zu produzieren, der unangenehm sein kann, da Schweiß grundsätzlich von Bakterien zersetzt wird, was früher oder später übel riecht. Und wenn mehr Schweiß produziert wird, dann tritt der Ernstfall schneller ein.
- Die Bromhidrose ist eine Sonderform der Hyperhidrose, bei der vor allem im Bereich der Hornhäute (Füße, Hände) zu viel Schweiß produziert wird. Dies kann zu sehr unangenehmen Gerüchen führen, da der Schweiß in diesen Zonen rasch bakteriell zersetzt und ausgesprochen übelriechend wird (Schweißfüße).
- Die Ahornsirup-Krankheit ist eine sehr seltene Erbkrankheit, bei der der Aminosäure-Stoffwechsel gestört ist und es zu schweren Hirnschäden kommen kann. Bestimmte, sehr stark nach Ahornsirup oder verbranntem Zucker riechende Substanzen erscheinen im Urin und haben der Krankheit ihren Namen gegeben.

- Auch die Trimethylaminurie (Fischgeruch-Syndrom) ist eine sehr seltene genetische Krankheit. Dabei riechen Atem, Schweiß und Urin nach Fisch. Die Substanz Trimethylamin kann vom Körper nicht abgebaut werden, dies verursacht den typischen Geruch.

- Typhus, eine bakterielle Infektionskrankheit, hervorgerufen durch eine Art von Salmonellen – verbreitet heute noch vor allem in tropischen und subtropischen Ländern – erzeugt einen Geruch nach frischem Brot.

- Das gefürchtete Wundliegen bei Bettlägerigen (Dekubitus) verursacht einen sehr intensiven und unangenehmen Geruch, der durch die bakterielle Besiedelung der chronischen Wunden verursacht wird. Die offenen Stellen, die meist an den Fersen und am Kreuzbein auftreten, werden von Fäulnisbakterien regelrecht zersetzt.

- Chronische Entzündungen der Atemwege, chronische Angina oder eitrige Zähne führen zu einem üblen Geruch der Atemluft oder zu längeren Phasen von Mundgeruch.

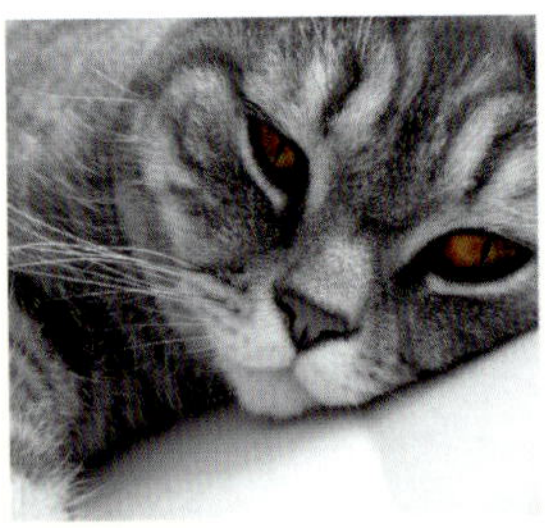

DER GERUCH DES TODES

Damit sind nicht nur die Verwesungsgerüche gemeint, die beim Abbau des Körpers entstehen, der unmittelbar nach dem Tod einsetzt. Offenbar gibt es auch dem Bereich der Gerüche zuzuordnende Anzeichen, die den Tod ankündigen und von Tieren erkannt werden können. Worin diese bestehen, ist allerdings ein Rätsel. Es gibt aber zahlreiche Berichte über die Reaktion von Tieren, wie die Geschichte vom Kater Oscar, der in einem Pflegeheim in den USA lebt. Wenn es mit einem Patienten zu Ende geht, legt sich Oscar zum Sterbenden, weicht nicht von der Seite und begleitet ihn beim Abschied vom Leben. Oscar irrt sich nicht. Nicht erst einmal war es ihm zu verdanken, dass die Familie rechtzeitig benachrichtigt werden konnte. Am Gang der Station hängt eine Urkunde, die Oscar von einer Hospizorganisation für besondere Verdienste bekommen hat.

Man kann davon ausgehen, dass viele andere Krankheiten ebenfalls einen spezifischen Geruch mitbringen, den die menschliche Nase aber nicht erfassen kann. Das kann an der zu geringen Menge von Geruchsstoffen liegen oder auch daran, dass wir für diese Moleküle einfach keine Rezeptoren besitzen.

Die Diagnose von Erkrankungen mittels der Analyse ausgeatmeter und damit gasförmiger Stoffe – also Kandidaten für Gerüche, wenn wir dafür Rezeptoren hätten – wird heute schon routinemäßig praktiziert. Unverträglichkeiten beziehungsweise Intoleranzen von Lebensmittelbestandteilen werden durch die Analyse der Ausatemluft diagnostiziert. Das betrifft die Laktose-, Glukose- oder Fruktoseintoleranz. Wenn diese Stoffe vom Körper nicht aufgenommen, sondern statt dessen von Bakterien im Dickdarm „verspeist“ werden, entsteht dabei gasförmiger Wasserstoff (H_2). Dieser wird über die Ausatemluft abgeatmet. Der Anteil des Wasserstoffs in der Ausatemluft wird elektrochemisch bestimmt, und wenn er entsprechend hoch ist, dann weiß man, woher die Beschwerden nach dem Essen kommen.

Eine spezielle Bedeutung hat der Geruchssinn in Zusammenhang mit bestimmten psychiatrischen Erkrankungen, den sogenannten bipolaren Störungen oder manisch-depressiven Erkrankungen. Diese gehen ja auf Störungen in Nervenzellen des Gehirns zurück, die aber aus nahe liegenden Gründen nur sehr schwer zu studieren sind. Die Riechsinneszellen mit ihren Nervenfortsätzen eignen sich da hervorragend als Modellsysteme. Sie können mit Hilfe einer harmlosen Biopsie aus der Nase geholt und in Zellkultur vermehrt werden. Davon werden nicht nur Fortschritte im Verständnis der Erkrankungen, sondern auch über die Wirkung von neuen Medikamenten erwartet. Außerdem kommt es bei Schizophrenie-Patienten häufig zu einer veränderten Geruchswahrnehmung. Die Reizeschwelle sinkt, und Gerüche werden sehr intensiv und oft als belastend empfunden.

Ein Störenfried der üblen Sorte: Mundgeruch

Kurze „Störungen“ im Atemgeruch sind normal. Ein paar Zwiebeln auf der Pizza, ein bisschen Knoblauch zur deftigen Jause, eine Zigarre oder ein Bier können schon mal den Atem „verübeln“. Wenn übler Mundgeruch jedoch dauerhaft auftritt, kann das in vielen Situationen sehr unangenehm für den Betroffenen und seine Umgebung sein. Etwa 25 bis 30 Prozent aller Menschen leiden vorübergehend oder dauerhaft an Mundgeruch, der im Medizinerlatein

Halitosis genannt wird. Die meisten merken allerdings nichts von ihrem Problem. Die Halitosis fällt einem erst auf, wenn die Umgebung auf Distanz geht. Oder wenn es einem ein guter Freund oder der Partner endlich mitteilt. Mundgeruch ist ein heikles Thema, über das kaum offen gesprochen wird, weil es so wie alles, was mit Körpergeruch zu tun hat, eine intime Angelegenheit und daher mit Vorsicht zu besprechen ist. Eine persönliche Verletzung ist da schnell einmal geschehen.

Mundgeruch kann ein Zeichen für schlechte Mundhygiene sein, manchmal auch für chronische Krankheiten. Die Hauptursache liegt jedoch nicht im Magen, wie oft vermutet wird. Bei 80 bis 90 Prozent der Betroffenen ist die Ursache in der Mundhöhle zu finden. Manchmal haben Menschen auch das subjektive Gefühl, schlecht aus dem Mund zu riechen, objektiv nimmt die Umgebung aber nichts wahr. In diesen Fällen kann auch eine psychisch bedingte Missempfindung vorliegen.

Meist sind Bakterien die Auslöser

Die Hauptursache für Mundgeruch sind Bakterien in der Mundhöhle, genauer gesagt, unphysiologische Verhältnisse in der Zusammensetzung der Mundflora. Über 300 verschiedene Arten werden dort gezählt, sie hausen hauptsächlich auf der Zunge zwischen den Geschmackspapillen und in den Wangentaschen. Gefährlich sind diese Bakterien nicht, üblicherweise stehen sie in einem ausgewogenen Verhältnis zueinander. Sie sind grundsätzlich notwendig bei den ersten Schritten der Verdauung. Beim Anverdauen der Speisen produzieren sie jedoch Gase, Säuren und schwefelhaltige Verbindungen, die dem Atem einen üblen Geruch geben können. Verantwortlich dafür sind meist Fäulnisbakterien, die ohne Sauerstoff, also anaerob, leben. Stark eiweißhaltige Nahrungsmittel, aber auch Kaffee, Tee und Nikotin, können die Geruchsentwicklung verstärken.

Normalerweise sorgt der Speichelfluss dafür, dass diese bei jedem vorkommende Gas- und Geruchsbildung in der Mundhöhle nicht zu stark wird. Die überschüssigen Bakterien werden einfach weggeschwemmt und verschluckt. Überdies kann der Speichel die unangenehmen Gase lösen, und seine natürlichen bakterientötenden Bestandteile verringern die Dichte der Mundhöhlenbewohner. Körpereigene Abwehrsubstanzen und Sauerstoff halten die anaeroben Fäulnisbakterien in Schach. Nehmen sie aber überhand, steigt die Wahrscheinlichkeit, dass sich Gase und damit Mundgeruch bilden.

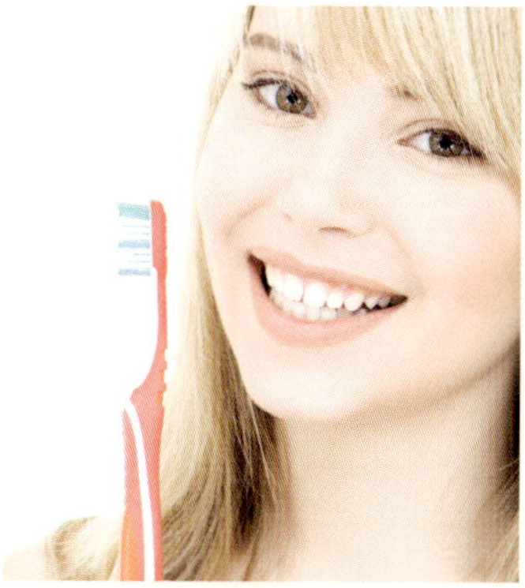

MUNDGERUCH ADE

Unternehmen kann man gegen den Mundgeruch einiges. Hygiene ist zweifellos die erste Maßnahme. Tägliches Zähneputzen und zweimal jährlich ein Zahnarztbesuch inklusive fachmännischer Mundhygiene sollten zum Standard gehören. Auch das Bürsten der Zunge hilft sehr gut. Ausreichend Trinken und mehrmals täglich Spülen des Mundes mit Wasser ist ebenfalls nützlich. Hilft das alles nichts, sind Mundspülungen mit Olivenöl oft höchst wirksam. Olivenöl wirkt bakterientötend und bringt die Mundflora ins Lot. Wenn damit auch keine Besserung zu erzielen ist, sollten HNO-Facharzt und Internist konsultiert werden.

Die häufigste Ursache für ein Ungleichgewicht in der Mundflora liegt in einer mangelhaften Mundhygiene. Beliebte Ballungszentren für Gestank-Produzenten sind Karieshöhlen, Zahnzwischenräume, Zahnstein, Zahnfleischtaschen, defekte Ränder von Plomben und schadhafte Zahnprothesen. Sehr oft ist eine unbemerkte Parodontitis (Zahnbettentzündung) am üblen Mundgeruch schuld. Und freilich führt eine unzureichende Speichelproduktion zu schlechtem Atem. Wenn der Mund austrocknet, beginnen die Übeltäter, sich rasch zu vermehren. Das kann am frühen Morgen der Fall sein oder bei chronisch trockenem Mund infolge Daueraufregung. Ganz banal tritt die Trockenheit auch dann auf, wenn man zu wenig trinkt. Schnarchen oder langes Reden kann den Speichelfluss ebenfalls versiegen lassen.

Mundgeruch als Krankheitssymptom

Chronisch übler Atem kann auch eine Erkrankung anzeigen. Bei fünf bis zehn Prozent der Betroffenen findet man eitrige Mandelentzündungen, Nasennebenhöhlenentzündungen, eine chronische Bronchitis oder eine Lungenentzündung. Selten, aber doch kann sogar ein Lungentumor den Mundgeruch verursachen. Auch übergroße Mandeln können zu schlechtem Atem führen, da sich in den Nischen der Tonsillen Speisereste verfangen können und dort faulen. Aber auch Erkrankungen der inneren Organe oder Stoffwechselerkrankungen können für die unangenehme Geruchsbildung verantwortlich sein. So kann die Refluxkrankheit durchaus als einziges Symptom Mundgeruch erzeugen. Durch zurückfließende Magensäure werden Essensreste in die Speiseröhre befördert, von dort steigt dann im Rahmen der Zersetzung derselben Gas und Aerosol auf, das säuerlich-übel riecht. Insgesamt sind Magen- und Darmerkrankungen als Verursacher von Mundgeruch aber eher selten.

Stress, Angst & Freude und ihr Geruch

Stress verändert den Geruch eines Menschen. Dabei steigen die Spiegel von Kortison und Sympathikushormonen. Die Umstellung des Stoffwechsels durch die Stresshormone lässt sich durch analytische Verfahren feststellen, aber auch durch Sinnesorgane sprich Riechen wahrnehmen. Das Stresshormon Adrenalin kontrahiert neben den Blutgefäßen gleichzeitig auch die sogenannten apokrinen Duftdrüsen, die neben den für den Temperaturausgleich zuständigen Schweißdrüsen beheimatet sind. Im Gegensatz zum Hitzeschweiß, der nichts mit den Duftdrüsen zu tun hat und nur zum Wärmeausgleich dient, wird daher beim Angstschweiß automatisch mehr Geruch produziert.

Extreme Ausdauersportler hört man manchmal über einen „Ammoniakgeruch" diskutieren. Aus gutem Grund. Denn die lang andauernde Belastung ist schließlich auch Stress für den Körper. Und so wie bei psychischem Stress ein Teil der Organe – nämlich die nicht un-

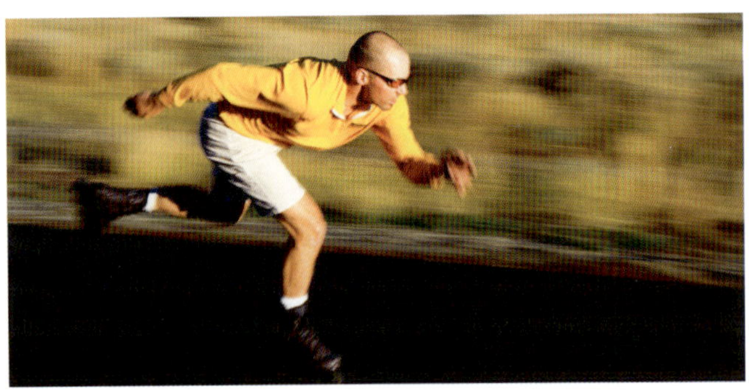

Extreme Ausdauersportler hört man manchmal über einen „Ammoniakgeruch" diskutieren.

mittelbar lebenserhaltenden wie die Verdauungsorgane – zugunsten von Hirn, Herz und Muskulatur „abgeschaltet" wird, ist das auch beim körperlichen Stress extremer Belastungen im Ausdauersport der Fall. Dabei werden die Energiespeicher des Körpers geleert, und es kommt zu einer Akkumulation von Stoffwechselprodukten wie eben Ammoniak.

Auch der Geruch der Angst – letztlich eine Form von Stress – ist nachweisbar. In einer Studie konnte gezeigt werden, dass Angstschweiß alarmierend auf andere Menschen wirkt. Dass zum Beispiel Hunde oder Pferde die Angst eines Menschen bestens spüren, ist bekannt. Man kann davon ausgehen, dass auch der Geruch dabei eine Rolle spielt, obwohl er das Phänomen nicht vollständig zu erklären vermag. Über durch Magnetresonanz vermittelte Aufzeichnungen der Gehirnaktivität von Probanden, denen Wattepads mit Schweißproben von Leuten, die unter starkem Stress (Examen) standen, zu riechen gegeben wurden, konnte die Aktivierung bestimmter Gehirnareale nachgewiesen werden, die wiederum zu erhöhter Stressbereitschaft der Probanden führte. Auch die für Empathie und Besorgnis zuständigen Hirnregionen wurden dadurch aktiviert. In einer anderen Studie mit ähnlicher Konzeption konnte überdies belegt werden, dass der Angstschweiß zu einer erhöhten Konzentrationsfähigkeit jener Probanden führte, die selber keiner Angst machenden Situation ausgesetzt waren, aber den Schweiß der Probanden, die unter Stress standen, zu riechen bekamen.

Dass diese Signalwirkung des Angstschweißes einen biologischen Sinn hat, liegt auf der Hand. Angstschweiß ist ein uraltes und schnelles Kommunikationsmittel, das uns in Notsituationen die Aufmerksamkeit der Umgebung sichert. Die genaue Zusammensetzung des Angstschweißes beziehungsweise die Art der Moleküle, die diese Informationen übermitteln, ist allerdings ungeklärt.

Auch die „ansteckende" Wirkung von Freude könnte etwas mit Geruchsstoffen zu tun haben, wie eine Untersuchung des renommierten Monell-Instituts in Philadelphia ergeben hat. Eine Gruppe von Studienteilnehmern bekam einen Gruselfilm zu sehen und eine andere eine Komödie. Wie für die Geruchsforschung fast schon typisch geschah dies jeweils mit einem Wattebausch unter dem Arm, um den Schweiß aufzunehmen. Nach einer Woche bekamen andere Studienteilnehmer die Proben zu riechen und wurden gefragt, ob diese ihrer Ansicht nach von angstvollen oder von glücklichen Menschen stammten. Die Antworten waren durchwegs richtig. Die Trefferquote, mit der die Betrachter des Gruselfilms und der Komödie per Schweißgeruch identifiziert werden konnten, lag eindeutig über dem statistischen Durchschnitt.

Aromatherapie und Aromapflege

Während die Verwendung aromatischer Pflanzen und Öle zu den ältesten Methoden überhaupt gehört, mit denen Menschen versucht haben, Schmerz und Krankheit zu lindern, ist die Aromatherapie, so wie wir sie heute kennen, bedeutend jüngeren Datums. Anfang des 20. Jahrhunderts wurden die ätherischen Öle vom französischen Chemiker René-Maurice Gattefossé für die Medizin „wiederentdeckt". Auf ihn geht der Begriff „Aromatherapie" zurück, so wie er heute verwendet wird.

Gattefossé war im Familienbetrieb in Lyon mit der Herstellung von Parfums befasst, wo auch viel Lavendel aus Südfrankreich verwendet wurde. 1910 kam es zu einer Explosion im Labor, bei der Gattefossé Verbrennungen an Händen und Kopf davon trug, die sich bald infizierten. „Nur eine Spülung mit Lavendelöl stoppte die ‚Vergiftung des Gewebes mit Gasen'" schrieb er 1937 in seinem Buch „Aromathérapie", das zum Klassiker der Aromatherapie in der heutigen Form avancierte.

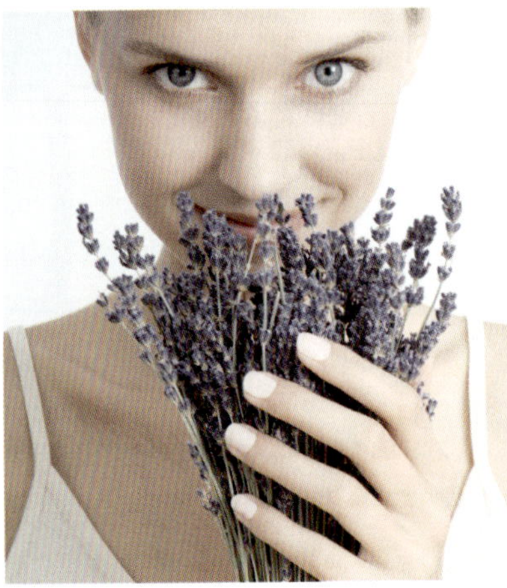

Die Rückkehr der ätherischen Öle in die Medizin fiel mit dem immer weiteren Raumgreifen des naturwissenschaftlichen Weltbildes zusammen. Die Suche nach Nachweisen für die Wirkungsweise ätherischer Öle konnte bald erste Erfolge verbuchen. Als eines der ersten wurde Thymianöl getestet und dabei konnten antibakterielle Wirkungen nachgewiesen werden.

Die Wirkung der Duftstoffe kann über zwei Wege und Wirkmechanismen zustande kommen.

- Einerseits durch die Rezeptoren in der Riechschleimhaut und die entsprechenden Veränderungen im Gehirn. Das können Veränderungen der Stimmungslage sein, was sich wiederum auf verschiedene Körperfunktionen auswirken kann. Auf diese Weise kann zum Beispiel die Reaktion auf Stress oder Schmerzen beeinflusst werden, aber auch das Gedächtnis.

- Andererseits durch die Aufnahme in den Blutkreislauf über Haut und Lunge. Verschiedenste Wirkstoffe können innerhalb kurzer Zeit im Blut nachgewiesen werden und von dort aus ihre direkten Wirkungen auf den Organismus entfalten.

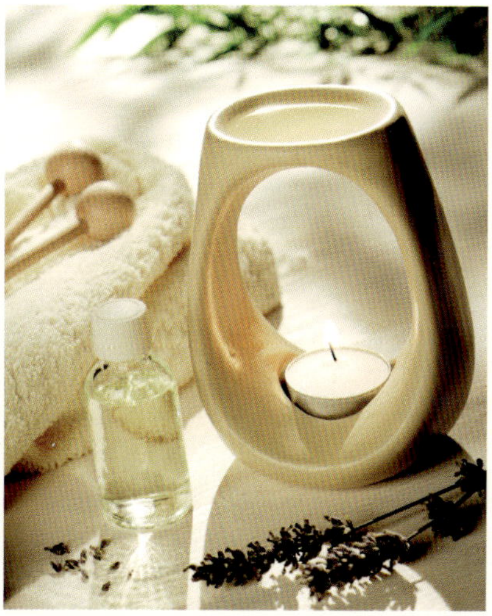

DIE SCHULMEDIZIN SAGT JA

Die Aromatherapie gilt heute auch aus der Sicht von Schulmedizinern in der Behandlung von Kranken als arrivierte und anerkannte Zusatzmethode, um Schmerzen zu lindern oder Stimmungen zu verbessern. Es gibt mittlerweile professionelle Ausbildungen, denn diese Form der Therapie ist nicht im Vorbeigehen zu erlernen. Man darf nicht vergessen: Viele Duftöle und Essenzen haben in falscher Dosis gar nicht so harmlose pharmakologische Effekte. Die richtigen Anwendungstechniken und die exakten Dosierungen entscheiden daher über Wirkungen und Nebenwirkungen.

Hier einige Beispiele für Ergebnisse wissenschaftlicher Untersuchungen zu den Wirkungen von Duftstoffen auf den menschlichen Organismus:

- Orangenduft im Wartezimmer eines Zahnarztes hat die Patienten deutlich weniger ängstlich gemacht – und das, obwohl der Geruch so niedrig dosiert war, dass er von den Wartenden gar nicht wahrgenommen worden war. Frauen haben übrigens besser darauf angesprochen als Männer. Aber dass Frauen stärker auf Gerüche reagieren, ist bekannt.

- Das ätherische Öl von Orangen führt zu einer deutlichen Zunahme der Herzfrequenz und der subjektiv empfundenen Wachheit.

- Vielfach nachgewiesen wurde die beruhigende Wirkung von Lavendel. Die ätherischen Öle wirken angstlösend und beruhigend. In Krankenhäusern in Großbritannien konnte dank Lavendelöl der Einsatz von Schlafmitteln um 80 Prozent reduziert werden. Auch eine Senkung des Blutdrucks wurde nachgewiesen.
- Ylang Ylang führt zu einer Verringerung des Blutdrucks und der Herzfrequenz. Gleichzeitig werden die subjektiv empfundene Wachheit und die Aufmerksamkeit gesteigert.
- Ostindisches Sandelholz führt zu einer Aktivierung des Verhaltens.
- Der Hauptbestandteil der Eukalyptusöls, 1,8-Cineol, führt zu einer Zunahme des Blutflusses im Gehirn.
- Jasmin enthält einen Duftstoff, der Mäuse in Schlaf versetzt. Dieser Duftstoff dockt an denselben Rezeptoren im Schlafzentrum an wie Valium.

In Österreich wird die Aromatherapie im engeren Sinn der Phytotherapie zugeordnet und ist damit Ärzten vorbehalten. Sie umfasst eine genaue Diagnosestellung und gezielte Therapie mit ätherischen Ölen, fetten Pflanzenölen, Hydrolaten beziehungsweise den daraus hergestellten Produkten. In Deutschland darf Aromatherapie auch von zugelassenen Heilpraktikern angewendet werden.

Als Bereich mit eigenem Wissen und Qualifikationen noch relativ wenig bekannt ist die Aromapflege, die aber ein beträchtliches Potenzial aufweist und beachtliche Erfolge vorweisen kann. Der grundsätzliche Unterschied zur Aromatherapie liegt darin, dass in der Aromapflege die Pflanzenöle nur in einer niedrigen Dosierung verwendet werden (dürfen). Die Aromapflege ist eine komplementäre Pflegemethode und Teil der Pflanzenheilkunde. Sie beschäftigt sich mit dem Einsatz von Pflegeprodukten aus hundert Prozent naturreinen ätherischen Ölen, fetten Pflanzenölen sowie Hydrolaten. Die Anwendung und Wirkung der ätherischen Öle erfolgt über den Geruchssinn und über die intakte Haut – und sie dient pflegerischen und prophylaktischen Maßnahmen.

Im Mittelpunkt der Aromapflege steht die ganzheitliche Wirkung auf Körper, Geist und Seele, wobei beim Schwerpunkt der Wirkung sehr wohl zwischen einzelnen Wirkstoffen, Anwendungen und Konzentrationen differenziert wird. Die Betonung auf der ganzheitlichen

Wirkung wird in der Aromapflege bewusst und selbstbewusst vor dem Hintergrund gesetzt, dass die ganzheitliche Sicht des Menschen eine Stärke der Pflege sein kann.

Alles in allem werden damit in Krankenhäusern sehr gute Erfahrungen gemacht. Wie Studien zeigen, kann damit unter Umständen auch der Einsatz von Medikamenten verringert werden. Es handelt sich dabei nicht um „Aroma-Wellness", sondern um wirksame vorbeugende und lindernde Behandlungen und Anwendungen. Aromatherapeutische Maßnahmen und Aromapflege können zum Beispiel zur Schmerzlinderung, Entspannung, Angstlösung, Hämatombehandlung, Dekubitus-Prophylaxe, Besserung des Hautbildes und bei Pilzerkrankungen eingesetzt werden.

WAS AROMAPFLEGE KANN

Pflegerische und prophylaktische Maßnahmen im Rahmen der Aromapflege können eine ganze Reihe von Aufgaben erfüllen. Dabei wird die Bedeutung eines kontinuierlichen Einsatzes der nach Priorität ausgewählten pflegerischen Maßnahmen hervorgehoben.

- Förderung der physischen und psychischen Gesundheit
- Unterstützung der Körperhygiene
- Erhaltung und Verbesserung eines gesunden Hautbildes
- Verbesserung der Atmung
- Erleichterung von Bewegungsabläufen bei z.B. Verspannungen oder Zerrungen
- Unterstützung der Verdauung und Ausscheidung
- Stärkung des Immunsystems
- Unterstützung des Herz-Kreislauf-Systems
- Verbesserung von Ruhen und Schlafen
- Förderung von Entspannung und Wohlbefinden
- Förderung der eigenen Wahrnehmung
- Verbesserung der Lebensqualität, besonders von schwer- und chronisch kranken Menschen
- Schaffung einer angenehmen Raumatmosphäre

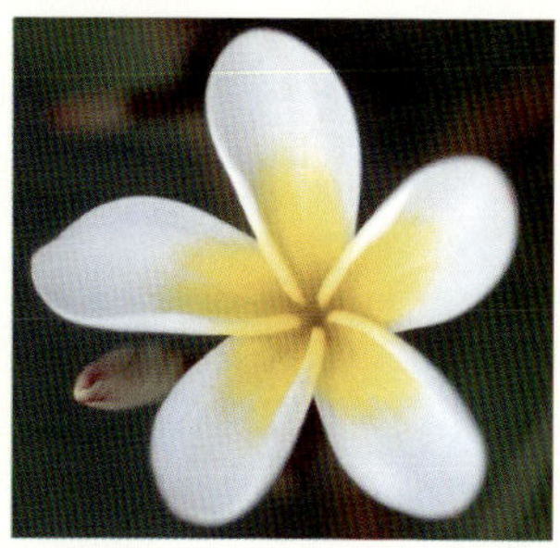

Ätherische Öle

Ätherische Öle sind Stoffe, die von Pflanzen während der Wachstumsphase gebildet werden und verschiedene Funktionen erfüllen. Sei es, dass der Duft Insekten zur Bestäubung anlockt, dass Phytopathogene wie Mikroorganismen oder Pilze ferngehalten werden oder dass Schutz vor anderen Schädlingen, Kälte oder Hitze gewährleistet wird. Die ätherischen Öle werden aus den verschiedensten Pflanzenteilen gewonnen, von Blüten, Stängeln, Blättern, Früchten und Samen über Rinde, Holz, Nadeln bis zu Harzen und ganzen Pflanzen selbst wie Moosen. Chemisch gesehen sind ätherische Öle Gemische aus bis zu 500 verschiedenen Substanzen, die zu Duft und Wirkung beitragen.

Zum einen werden die ätherischen Öle durch Einreibungen, Bäder, Wickel und Auflagen appliziert. Die lipophile Natur der Öle bringt es mit sich, dass sie durch die Haut in den Blutkreislauf gelangen und nach relativ kurzer Zeit, etwa 20 bis 60 Minuten, im Blut und in der Ausatemluft nachweisbar sind. Zum anderen werden ätherische Öle als Duft verabreicht, wobei die schnellste und unmittelbarste Wirkung erzielt werden kann, insbesondere im psychischen Bereich.

INHALTSSTOFFE UND WIRKUNG VON AROMAÖLEN

Chemische Substanzklasse	Wirkung	Öle mit hohem Anteil	Anmerkungen
Monoterpene	Abwehrstärkend, antirheumatisch, angstlösend, antidepressiv, stressbewältigend, konzentrationsfördernd	Zitrusöle, Nadelhölzer, Angelikawurzel	Bei unverdünnter Anwendung hautreizend
Monoterpenole	Hautfreundlich, antiviral, antimykotisch, antibakteriell, immunstimulierend, psychisch aufrichtend	Rosengeranie, Rosenholz, Rose, Pfefferminz, Thymianlinalool	---

Sesquiterpene	Hautfreundlich, psychisch stabilisierend, antihistaminisch, antiallergisch, schmerzstillend, entzündungshemmend, angstlösend	Zeder, Ylang-Ylang, Ingwer, Myrrhe, Vetiver	–––
Sesquiterpenole	Hautfreundlich, starke psychische Wirkung (Seelentröster), venentonisierend, hormonstimulierend	Sandelholz, Zeder, Palmarosa, Niaouli	–––
Cumarine	Entspannend, entkrampfend, leicht blutdrucksenkend	Bergamotte	Furocumarin erhöht die Lichtempfindlichkeit der Haut, bei unverdünnter Anwendung kann es zu starker Pigmentierung kommen
Ester	Antimykotisch, spasmolytisch, schlaffördernd, hautfreundlich, entzündungshemmend, fördert die Serotoninausschüttung	Lavendel, Muskatellersalbei, Immortelle, Kamille römisch	–––
Aldehyde	Erfrischt Körper und Geist, durchblutungsfördernd, angstlösend, beruhigend, immunstimulierend, antiviral	Litsea, Lemongrass, Citronella, Melisse, Eukalyptus citriodora	Bei unverdünnter Anwendung hautreizend

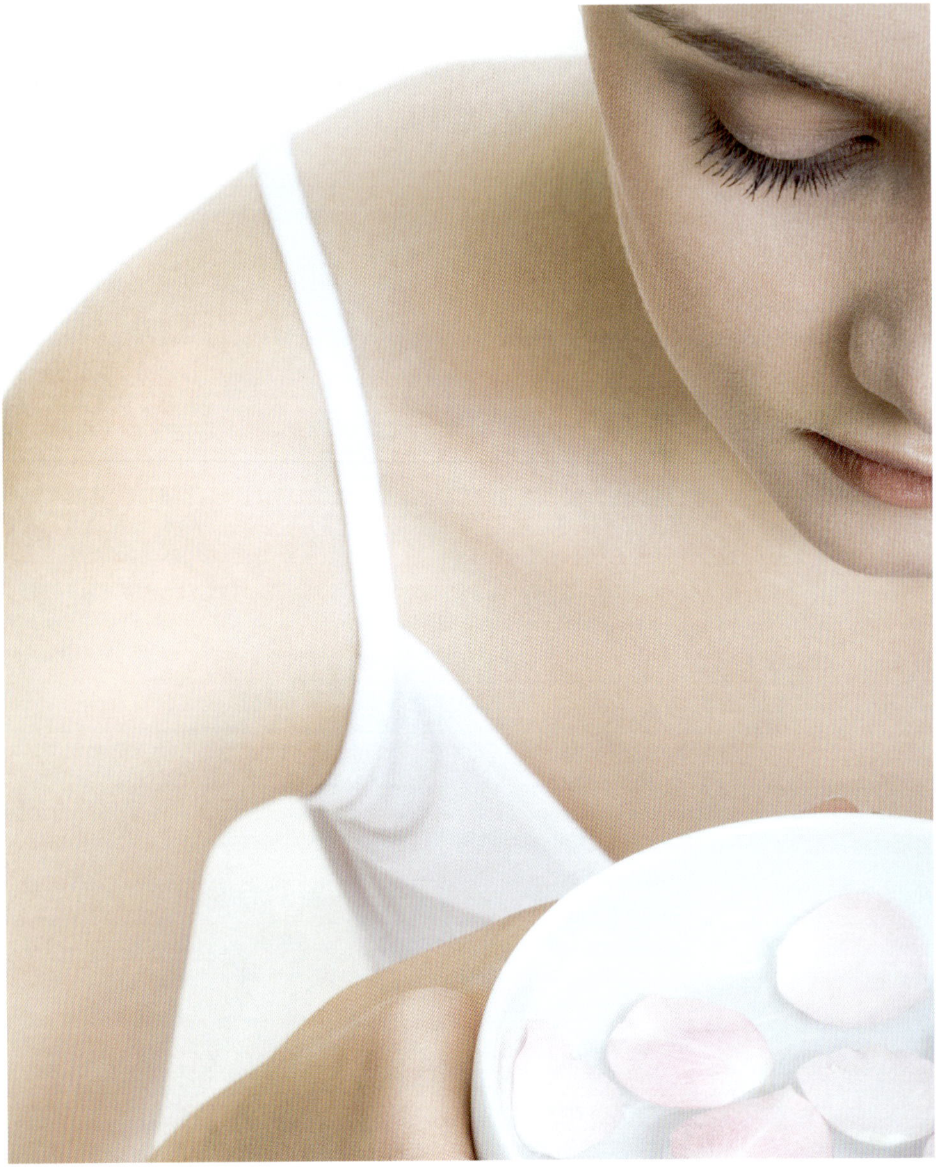

Oxide (Cineol)	Konzentrationsfördernd, antiviral, antibakteriell, antirheumatisch, schleimlösend, antidepressiv, haut- und schleimhautfreundlich	Cajeput, Ravensara, Rosmarin cineol, Eukalyptus globulus und radiata, Myrte, Speiklavendel	---
Phenole	Schmerzlösend, antibakteriell, antiviral, spasmolytisch, antirheumatisch, durchblutungsfördernd	Nelke, Zimt, Thymian thymol	Achtung Therapeutenöl – vorsichtige Dosierung! Starke Hautreize, starke psychische Reize
Monoterpenketone	Bewusstseinserweiternd, geistig öffnend und klärend, epithelisierend	Thuja, Schopflavendel, Salbei, Beifuß	Achtung Therapeutenöl – vorsichtige Dosierung! Beeinflussen den Gehirnstoff-wechsel, sodass sie in hoher Dosierung neuro-toxisch wirken können
Sesquiterpenketone	Fördern Empfindungsvermögen und geistige Klarheit, hilfreich bei seelischen Verletzungen, wundheilend, hautregenerierend	Iris, Narde, Manuka	Wirken sanfter als Monoterpenketone aufgrund größerer Molekülstruktur
Äther	Entblähend, spasmolytisch, beruhigen das „Bauchhirn"	Basilikum, Estragon, Anis, Fenchel	Bei unverdünnter Anwendung hautirritierend, austrocknend

Quelle: DGKS, SL Maria Kemetter, Hartmannspital Wien

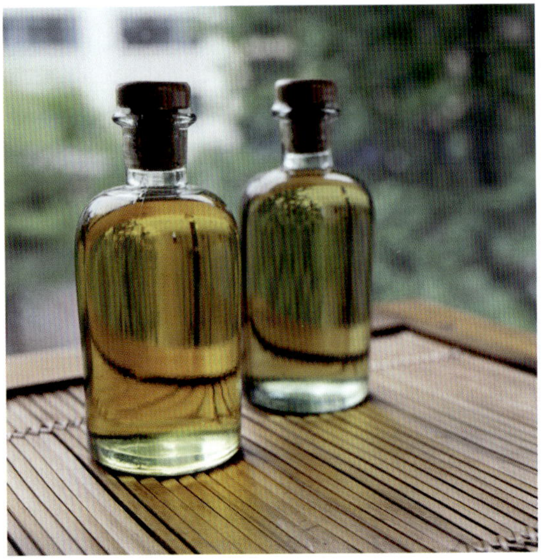

Einige Beispiele, die sich im Krankenhaus bewährt haben und die auch für den Einsatz im privaten Bereich empfohlen werden können. Wer sich (noch) nicht mit Aromaölen beschäftigt, wird die Zutaten nicht verfügbar haben. In diesem Fall lässt man sich die Mischungen am besten in einer Apotheke anfertigen. Dann ist auch eine gute Qualität der Ingredienzien garantiert, was bei Aromatherapie und -pflege eine sehr große Rolle spielt. Auch die einzelnen Öle kann man in Apotheken oder Reformhäusern in guter Qualität bekommen, aber auch bei einzelnen Herstellern, die man am besten bei Kundigen erfragt.

Wichtig ist auch die Konzentration der ätherischen Öle. Generell sprechen niedrigere Konzentrationen eher die Psyche an und höhere die Körpervorgänge. In der Aromapflege werden vor allem niedrige Konzentrationen bis drei Prozent verwendet. Was darüber liegt, gehört an sich in den Bereich der Aromatherapie und damit in die ärztliche Verantwortung, kann nach Absprache für lokale Anwendungen aber auch in der Pflege eingesetzt werden.

➔ In niedriger Konzentration (bis 1%) werden sie für die tägliche Hautpflege, für großflächige und längere Anwendungen, bei empfindlicher Haut, zur Beeinflussung der Stimmungslage, bei Kindern und Schwangeren sowie bei Einnahme mehrerer Medikamente eingesetzt.

➔ Mittlere Konzentrationen (1 bis 2 %) haben sich bei Teilkörperanwendungen wie Einreibungen, bei der Pflege von Narben bewährt.

➔ Hohe Konzentrationen (3 bis 4 %) kommen bei lokalen, kurzzeitigen Anwendungen zum Einsatz, zum Beispiel Schmerzlinderung bei Gelenken oder am Rücken.

TONKA – WOHLFÜHLMISCHUNG 1,5%

Bei seelischen Schmerzen hilfreich, man kann auch eine Handmassage damit durchführen. Im Krankenhaus zum Beispiel bei Angst vor der Operation hilfreich, aber auch bei sehr schweren Erkrankungen zur Lösung der Angst.

50 ml Jojobaöl
5 Tropfen Bergamotte
5 Tropfen Mandarine rot
3 Tropfen Benzoe Siam
1 Tropfen Mairose Absolue
2 Tropfen Tonka

HÄMATOMMISCHUNG 4,5%

Den blauen Fleck 3mal täglich einreiben. Wie die Erfahrung zeigt, ist sein baldiges Verblassen sicher.

50 ml Johanniskrautöl
15 Tropfen Cistrose
15 Tropfen Lavendel
15 Tropfen Immortelle

RÜCKENSCHMERZENÖL 1,5%

Die betroffene Stelle 2-mal täglich damit einreiben.

Grundmischung:
2 Tropfen Lavendel
2 Tropfen Thymian
2 Tropfen Zeder
4 Tropfen Bergamotte
3 Tropfen Orange

BRUSTÖL 1,5%

Brust und Rücken 2- bis 3-mal täglich damit einreiben.

Grundmischung:
10 Tropfen Zeder
10 Tropfen Cajeput
10 Tropfen Douglasie
5 Tropfen Eukalyptus
10 Tropfen Schafgarbe

15 Tropfen der Grundmischung gibt man auf 50 ml Pflanzenöl, z.B. Mandel- oder Jojobaöl.

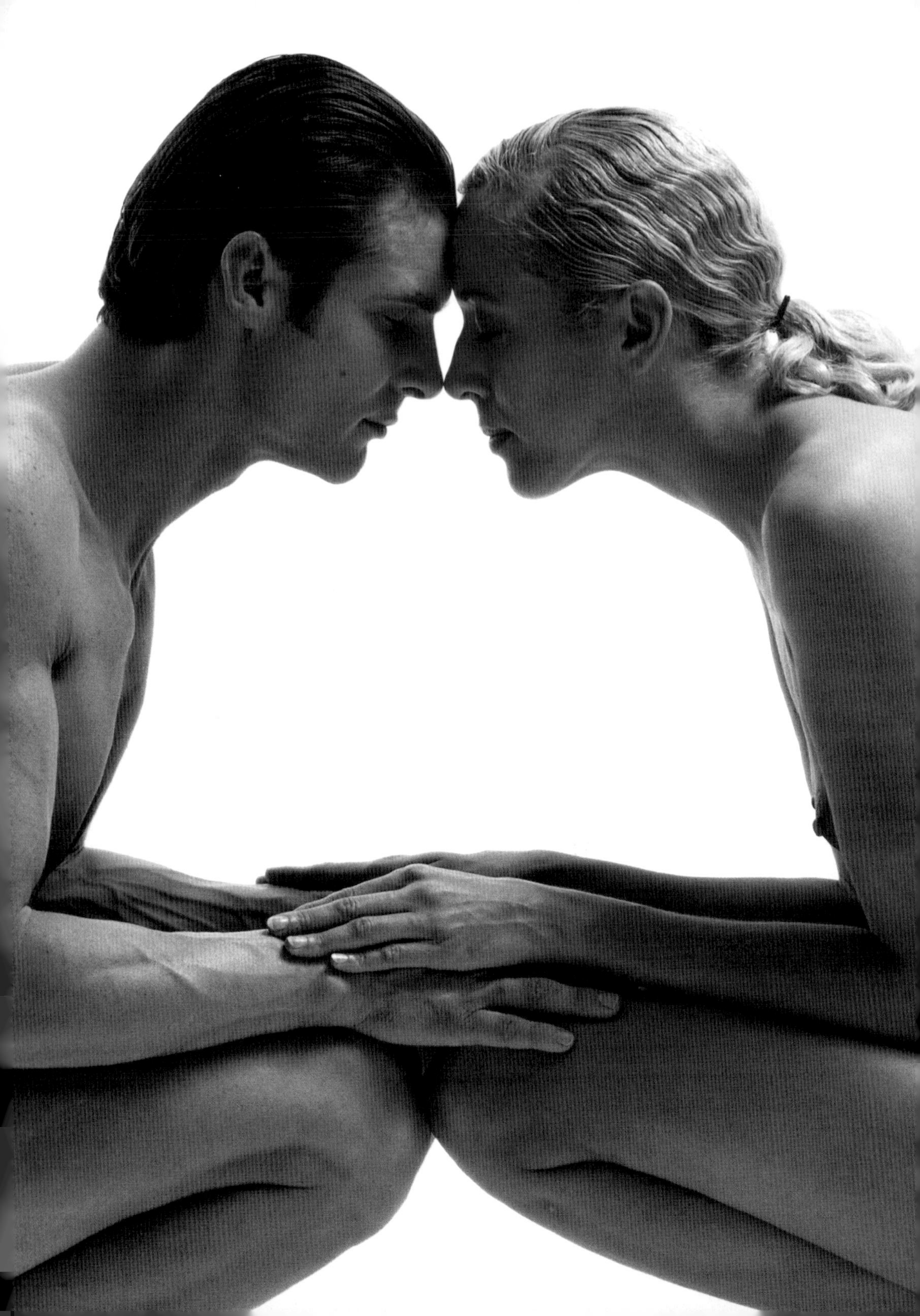

Parfums und andere duftende Branchen

WOHLGERÜCHE WAREN IMMER SCHON UND SIND AUCH HEUTE VON BETRÄCHTLICHER WIRTSCHAFTLICHER BEDEUTUNG. PARFUMS GEHÖREN ZU DEN PRODUKTEN SCHLECHTHIN, WENN ES UM WOHLGERÜCHE GEHT. NEUE WIRTSCHAFTLICHE ANWENDUNGEN VON DÜFTEN KOMMEN DAZU – ODER WIE LANGE KENNEN SIE DEN BEGRIFF DUFTMARKETING SCHON? IN ZUKUNFT WERDEN WIR NOCH EINIGE ÜBERRASCHUNGEN ERLEBEN. VIELLEICHT PARFUMS MASSGESCHNEIDERT NACH DEM EIGENEN IMMUNSYSTEM SPRICH KÖRPERGERUCH? PARTNERAGENTUREN, DIE NACH PASSENDEM MHC EMPFEHLEN? DIAGNOSE VON KRANKHEITEN PER RIECHTEST? PFLANZENSCHUTZMITTEL, DIE SCHÄDLINGE PER GERUCH VERTREIBEN? WIR WERDEN SEHEN.

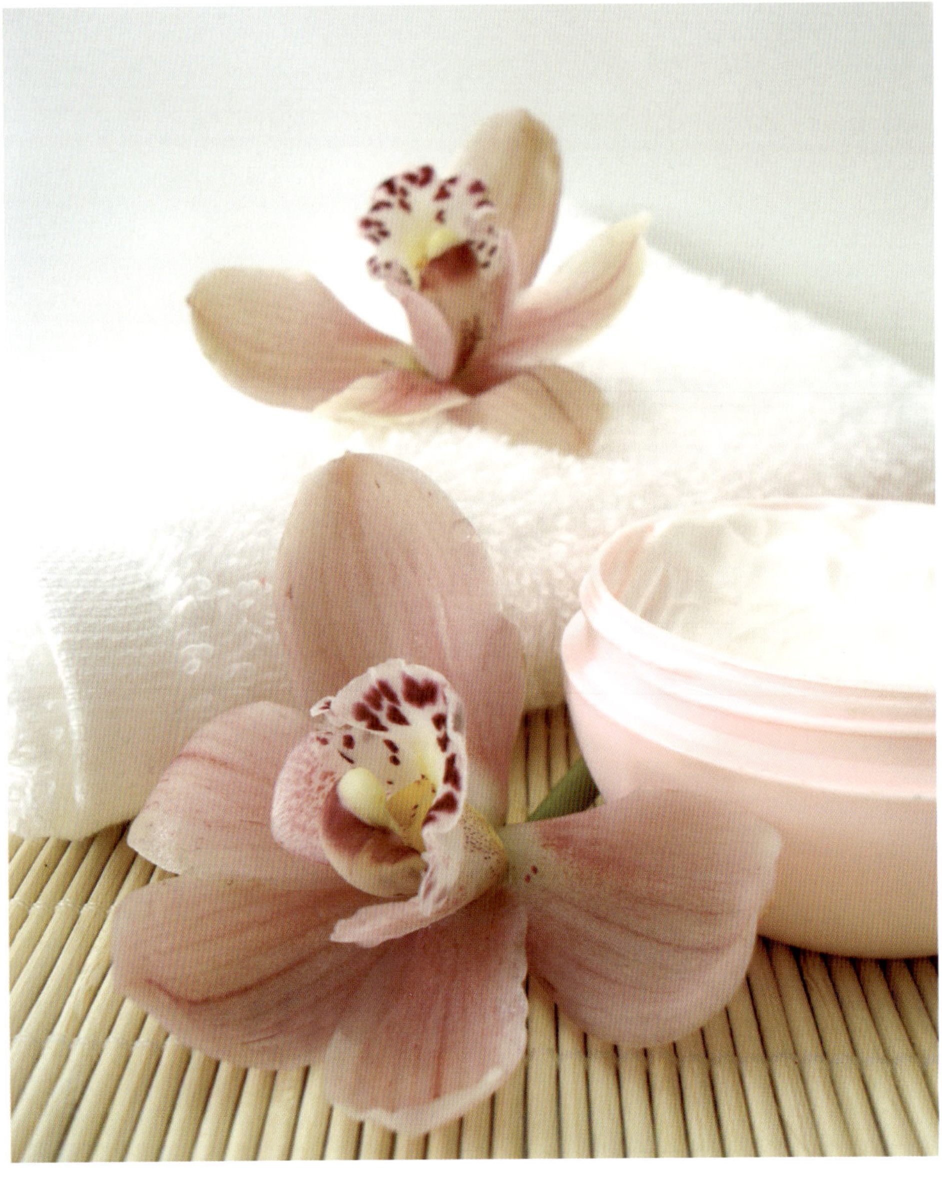

Wenn einem Parfumeur die Entwicklung eines Duftes gelingt, der Gefühle und Gedanken anspricht, dann hat er es geschafft. Mit diesem Duft wird er wohl Multimillionär werden und gleichzeitig unzählige Menschen damit glücklich machen oder ihnen zumindest angenehme Gefühle bescheren. Die Magie und Macht der Gerüche, Düfte und Parfums wurden wohl nirgends so anschaulich und eindrücklich beschrieben wie im weltberühmten und längst verfilmten Roman „Das Parfüm" von Patrick Süskind. Beim Lesen des Textes hat vermutlich jeder Leser nicht nur die Buchstaben vor Augen, sondern auch alle möglichen Geruchs-Phantasien im Kopf. Das macht den Reiz dieses Buches aus. Die besondere Qualität dieses Romans liegt ja nicht nur im literarisch geglückten Stil, sondern vor allem auch am olfaktorischen Phantasma, das er erzeugt. Und natürlich kann ein Buch über Düfte und vor allem das Kapitel über Parfums nicht ohne Hinweis auf Patrick Süskinds Meisterwerk auskommen.

Warum haben die Düfte, auch und vor allem die artifiziell erzeugten, aber eine solche Macht über uns? Und warum machen die Parfum- und Kosmetika-Erzeuger Milliardenumsätze mit ihren wohlriechenden Substanzen, wenn die Menschen doch auch genug andere Sorgen haben als gut zu riechen? Parfums sind sicher nicht lebensnotwendig, und doch sind sie aus unserem Leben nicht wegzudenken.

Nicht nur die Macht der natürlichen Düfte und Körpergerüche ist größer als uns bewusst ist. Auch künstlich geschaffene Düfte haben gewaltige Auswirkungen auf unser Leben. Meist sind wir uns dessen gar nicht bewusst, weil die Parfums in den Alltag fest integriert sind. Aber stellen Sie sich nur einmal vor, Sie gingen zu einem wichtigen Treffen ohne Ihr Lieblingsparfum oder Ihr Lieblingsrasierwasser? Wie würden Sie sich vorkommen? Wahrscheinlich nackt, unsicher und angreifbar. Parfums sind also eine Art Schutz für uns, ein Erkennungsmerkmal, eine Form von Kleidung, eine persönliche Note und Kommunikationsmittel in einem. Ein bis zwei Milliliter davon können über unsere Stimmung und vielleicht sogar über unseren gesellschaftlichen Erfolg entscheiden.

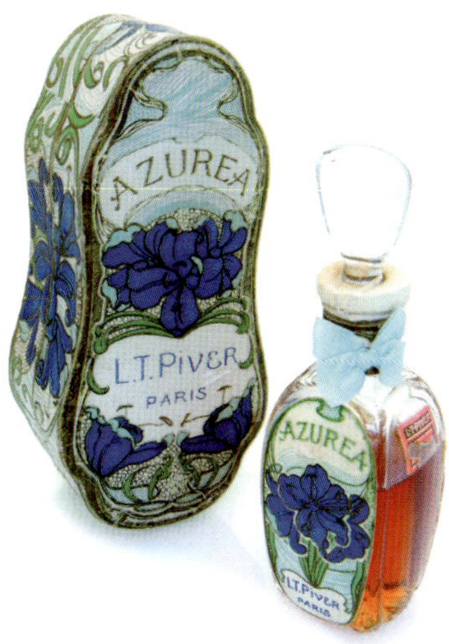

Wie entstehen eigentlich Parfums?

Parfums werden durch Mischung von natürlichen und synthetischen Riechstoffen erzeugt. Parfumeure können heute aus über 25000 solcher Substanzen wählen und brauchen daher viel Erfahrung und Geschick, um eine gute Komposition herzustellen. Die Profis (gar nicht übertrieben auch Kompositeure genannt) beginnen zunächst mit Blütenölen zu experimentieren und schaffen daraus eine grundsätzliche Duftnote, die beim ersten Auftragen schon wahrgenommen werden soll. In der Fachsprache wird dies als der „Akkord" bezeichnet. Das erinnert nicht zufällig an Musik, denn der Akkord soll kräftig sein und gleich gerochen werden können – so wie ein musikalischer Akkord zu Beginn eines Stückes auffällt und als Erkennungszeichen dient.

➔ In der Kopfnote (la Tête) des Parfums wird dieser Akkord weiterentwickelt. Die Kopfnote soll beim Auftragen sofort erkennbar sein und belebend wirken, sie soll auffallen, aber nicht penetrant sein, sie muss attraktiv wirken, aber nicht zu laut sein, kurz, sie muss passen – und das sofort. Für diesen ersten Eindruck werden vor allem Zitrusöle und Bergamottöl verwendet.

➔ Die Mitte- oder Herznote (le Coeur) besteht aus mäßig flüchtigen Substanzen, die dem Parfum Wärme, Elan und eine breite Mitte einhauchen sollen. Dafür werden meist Blumendüfte verwendet. Poetisch wird dieser Duftanteil auch gerne als das Herz des betreffenden Parfums bezeichnet. Das Herz ist das Zentrum des Parfums, es muss im übertragenen Sinne also pulsieren und den Duft am Leben erhalten.

➔ Die Basisnote (le Fond) wird durch stark haftende Riechstoffe gebildet, die eine Fixierung des Parfums auf der Haut ermöglichen. Dafür werden vor allem ätherische Öle (z.B. Sandelöl), Harze und tierische Substanzen wie Moschus benutzt. Diese Öle sollen die Duftkomposition stabilisieren und eine schnelle Flüchtigkeit verhindern. Der gute Geruch soll ja bleiben. Parfüms können deswegen durchaus 24 Stunden oder länger riechbar sein. Auch die Öle selbst bestehen aus einer großen Anzahl von riechenden Anteilen, dies muss der Kompositeur mit bedenken beziehungsweise in seinen Testreihen herausfinden, wie die Duftanteile zusammenpassen. Erfahrene Parfumeure wissen natürlich schon am Beginn einer Komposition, welche Substanzen gut oder gar nicht miteinander können.

Grundsätzlich werden die Duftqualitäten von Parfums – ähnlich wie Weine – mit einer eigenen Fachsprache bezeichnet. Nachdem der Kompositeur die Kopfnote festgelegt hat, steht auch der zukünftige Charakter des Parfums fest. Entsprechend der Kopfnote können die Parfums nun eingeteilt werden. Es gibt Klassenbegriffe und entsprechende Untergruppen wie frisch oder holzig.

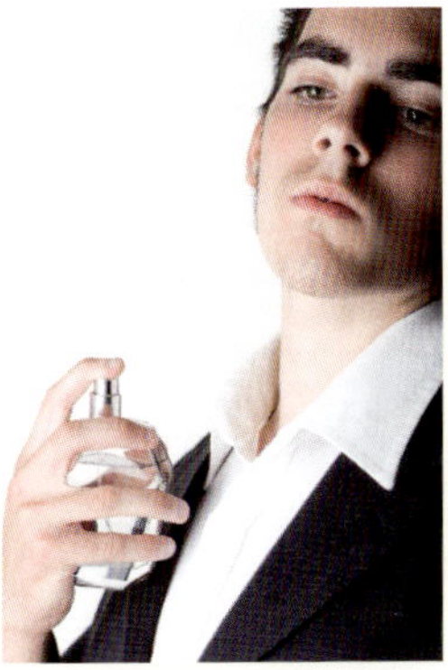

MÄNNERDÜFTE

- Lavendel: Frisch oder würzig, z.B. Acqua di Selva, Victor.
- Fougère (Farnartig): Entweder frisch, floral, holzig oder amber, z.B. Jazz, Drakkar, Kouros.
- Oriental: Würzig oder amber, z.B. Egoiste, Old Spice.
- Chypre: Holzig, ledrig, Konifere, frisch, grün, z.B. Giorgio for Men, Aramis, Fahrenheit.
- Zitrus: Floral, Fantasy, frisch, z.B. Eau savage, Tabac.

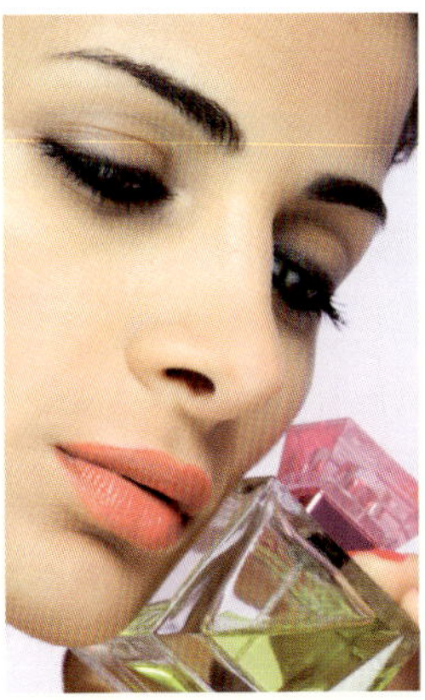

FRAUENDÜFTE

Frauendüfte (Klassen und Untergruppen)

- Floral: Grün, fruchtig, frisch, floral, Aldehyd, Amber, z.B. Chanel No. 19, Eau de Givenchy, Anais Anais.
- Der klassische Vertreter von Floral-Aldehyd ist übrigens Chanel No. 5.
- Oriental: Amber, würzig, z.B. Obsession, Opium.
- Chypre: Fruchtig , floral-animalisch, frisch, grün, z.B. Femme, Miss Dior, 4711.

Welche Arten von Parfums bevorzugt werden, ändert sich im Lauf der Zeit. Die eher schweren Parfums der 1980er wurden in den 1990ern von leichteren abgelöst. Auch Unisex-Parfums kamen damals in Mode. Ein neuerer Trend geht dahin, dass Frauen vermehrt Männerdüfte verwenden. Der Grund dafür wird nicht nur in einem veränderten Selbstbild gesehen, sondern vor allem darin, dass sich Männerdüfte stark gewandelt haben und mehr weichere Noten wie Moschus oder Vanille enthalten. Heute beobachten Experten einen weiteren neuen Trend, nämlich Nischenprodukte, die für spezielle Kundenkreise und Vorlieben hergestellt werden. Außerdem treten die Parfumeure zunehmend aus dem Schatten der großen Produktnamen und bringen immer häufiger Düfte unter ihrem eigenen Namen heraus.

ARTEN DES PARFUM

- **Parfums im klassischen Sinn:** Sie bestehen aus bis zu 25 % Riechstoffen und werden mit 95-prozentigem Alkohol gemischt. Der Geruch bleibt lange am Körper und ist sehr intensiv.
- **Eau de Parfum:** Enthält prozentuell weniger Alkohol und weniger Duftstoffe, ist sozusagen ein „Parfum light", also schneller flüchtig und leichter.
- **Eau de Toilette:** Die häufig verwendeten Eaux de Toilette sind sehr leicht und auch recht flüchtig, sie bestehen aus einer nur 5- bis 10-prozentigen alkoholischen Lösung.
- **Eau de Cologne:** Enthält bis 5 % Parfumöl und bis 80 % Alkohol, ist also leichter als Parfum, aber schwerer als das Eau de Toilette.

Herstellungsmethoden

Die Details der Herstellung hüten die Parfumeure und ihre Firmen natürlich wie ihre Augäpfel. Die Kompositionsanleitung eines erfolgreichen Duftes wird in Hochsicherheits-Tresoren verwahrt und besitzt einen enormen Wert, der mit Gold oder Diamanten gar nicht aufzuwiegen ist. Gerade Parfums sind recht fälschungssicher, bisher ist es noch keinem Kopisten gelungen, ein wirklich gutes Plagiat eines erfolgreichen Duftes herzustellen. Man riecht sofort, ob ein Duft echt oder ob es nur ein übler Nachbau ist. Daher ist es für die Hersteller umso wichtiger, die Originalrezepturen absolut geheim zu halten.

Die grundsätzlichen Methoden zur Parfum-Erzeugung sind weltweit ähnlich, es gibt nur wenige gängige Verfahren zur Duftgewinnung.

- Kaltextraktion
  - Duftlieferanten wie z.B. Zitronenschalen werden dabei zerkleinert und mit Alkohol zerrieben, bis ein Brei entsteht, der danach abfiltriert wird. Übrig bleibt die Duftsubstanz.
- Enfleurage und Extraktion
  - Die klassische Enfleurage ist eine nur mehr historisch wichtige Methode. Dabei wurden Blütenblätter auf geruchloses Fett aufgelegt und zwischen zwei Glasplatten gepresst. Das Fett absorbiert den Duft der Blüten. Ein Durchgang dauerte mindestens 24 Stunden, danach wurden die Blüten immer wieder gewechselt, bis das aufnehmende Fett gesättigt war. Abschließend wurde das Fett, das auch Pomade genannt wurde, mit Alkohol gemischt, um die Duftstoffe aufzunehmen.
  - Heute wird die Enfleurage mit industriellen Methoden und flüchtigen Lösungsmitteln bewerkstelligt, da die alte Variante zu aufwendig und langwierig geworden ist.
- Bei der lösungsmittelunterstützten Extraktion (so wie auch früher bei der Enfleurage) entsteht am Schluss die „Essence absolue", der Grundstoff jedes Parfums. Aufgrund der trotz industrieller Verfahren noch immer sehr geringen Ausbeute an Essence absolue ist diese sehr teuer.
- Destillation: Sie wird vor allem zur Gewinnung ätherischer Öle verwendet.
- Expression: Bei dieser Methode werden die ätherischen Öle aus z.B. Zitrusschalen maschinell ausgepresst. Früher war auch das reine Handarbeit.
- Künstliche Herstellung: Sehr viele Düfte kann man heute industriell fertigen beziehungsweise synthetisieren. Doch die natürlichen Substanzen haben nach wie vor ihren festen und nicht wegzudenkenden Platz.

Die Unzahl der Düfte, welche heute in der Parfumherstellung verwendet werden, stammt von Pflanzen, von Tieren und vor allem aus synthetischer Erzeugung.

Duftstoffe pflanzlicher Herkunft

Pflanzliche Duftstoffe wurden und werden hauptsächlich aus ätherischen Ölen von Pflanzen und Blüten gewonnen. Erstaunlicherweise ist es im Lauf der Zeit gelungen, aus spezifischen Ölen auch andere als den ursprünglichen Duft zu erzeugen. Aus Nelkenöl etwa kann man relativ einfach Vanillin gewinnen oder aus Zitronengrasöl eine nach Veilchen duftende Substanz.

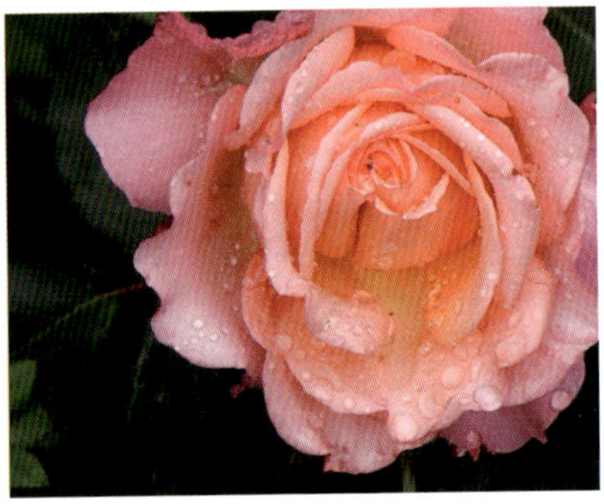

Jasmin ist eine der reichhaltigsten pflanzlichen Duftlieferanten, es enthält über 200 chemische Verbindungen. Das Problem am natürlichen Jasmin: Es ist sehr teuer. Ein Kilogramm kostet etwa 7000,- US-Dollar. Der billigste Jasmin-ähnliche und künstlich hergestellte Duftstoff kostet nur etwa 7 US-Dollar pro Kilo. Wohin der Trend der Erzeugung da wohl geht, scheint klar. Bei Rosen ist es ähnlich: Ein Kilo natürliches Rosenöl (das „Absolue") wird aus etwa 5 Tonnen Blüten gewonnen. Der Marktwert für dieses Kilo liegt bei etwa 6.000 Euro.

Viele natürliche und ursprünglich pflanzliche Stoffe kann man mittlerweile künstlich herstellen bzw. nachbauen. Der erste dieser Stoffe war Zimtaldehyd (1856). Danach kamen Cumarin (riecht nach Gras) und Vanillin. In weiterer Folge kamen Ionon (Veilchenduft), Amyl-Zimtaldehyd (Jasmingeruch), Chinolin (Lederduft) und viele andere.

Duftstoffe tierischer Herkunft

Es gibt nur vier tierische Stoffe, die in der Parfumerzeugung verwendet werden oder wurden: Moschus, Zibet, Castoreum (Bibergeil) und Ambra.

➔ Moschus stammt vom Moschushirsch, und zwar von einer wenig appetitlichen Stelle des Tiers: Nämlich von der Afterdrüse. Während der Brunft wird dort das Moschussekret abgesondert. Der holzig-animalische und in der richtigen Dosierung betörende Geruch hat seit Jahrhunderten den Ruf, als Aphrodisiakum zu wirken. Das Aroma ist extrem stark, für Parfums wird pro Flakon daher höchstens ein Milligramm dieses Duftstoffes verwendet. Zu viel davon kann nämlich kontraproduktiv wirken – es stinkt. Übrigens wird heute nur mehr die synthetische Variante des Moschus verwendet. Die überaus große Sehnsucht nach dem Moschusduft hat nämlich fast zur Ausrottung des Moschushirschen geführt. Auf der Suche nach synthetischem Moschus spielte TNT (jawohl, der Sprengstoff!) eine wichtige Rolle: Zufällig kam man bei der TNT-Entwicklung darauf, dass diese Substanz nach Moschus riecht. Abkömmlinge des TNT wurden eine Zeitlang zur Parfumherstellung verwendet. Jedenfalls eine interessante Parallele: Manchen Parfums wird ja auch ohne dieses Wissen eine explosive Wirkung zugeschrieben ...

Der Mann, der schließlich 1906 das Muscon als eigentlichen Wirkstoff des Moschus isolieren konnte und dadurch erst die künstliche Herstellung ermöglichte, erhielt 1939 den Nobelpreis für Chemie (Leopold Ruzicka, Zürich). Übrigens sind neben Muscon auch Androstenon und Cholesterin wesentliche Bestandteile des Moschus.

- Zibet wird von der Zibetkatze gewonnen, die Substanz wird ebenfalls in einer Afterdrüse gebildet und ähnelt dem Moschus. Der Vorteil am Zibet ist, dass die Gewinnung ohne Tötung des Tieres erfolgt. Und überdies kann man auch Zibet heute künstlich herstellen.

- Castoreum (Bibergeil) ist so wie Zibet und Moschus ein aus der Afterdrüse sezernierter Stoff, der sehr dominierend ist und wie Moschus nur in kleinsten Mengen verwendet werden darf.

- Ambra war früher so begehrt wie Gold. Seine Begehrtheit trug wesentlich dazu bei, dass die Pottwale nahezu ausgerottet wurden. Ambra wird nämlich im Darm der Wale gebildet, seine Funktion für den Wal ist allerdings unklar. Gelegentlich wurden früher Ambraklumpen von 10 oder 20 Kilo an Stränden gefunden. Das Glück des Finders entsprach in etwa dem eines Lotto-Millionärs von heute. In unseren Tagen hat natürliches Ambra keine Bedeutung mehr, zumal man es synthetisch herstellen kann und die Wale heute geschützt sind.

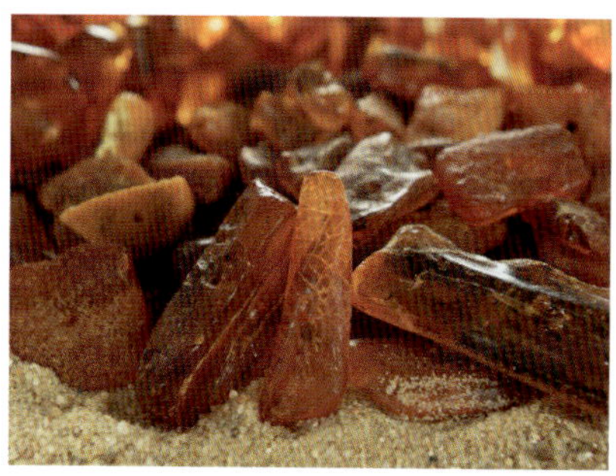

Duftstoffe synthetischer Erzeugung

Wie wir sehen, lassen sich die meisten Gerüche mittlerweile künstlich herstellen. Und doch gibt es etliche natürliche Stoffe, die nach wie vor in der Parfumerzeugung notwendig sind. Das hat seine Gründe: Zum einen sind bestimmte geruchsbildende Inhaltsstoffe wegen ihres relativ komplizierten Molekularaufbaus nicht zu einem vernünftigen Preis synthetisch herzustellen, sodass die Natur in diesen Fällen immer noch das billigere Produkt liefert. Zum anderen sind ätherische Öle oder Blüten-Absolues höchst kompliziert zusammengesetzte Gemische aus vielerlei Stoffen, deren typischer Geruch sich erst durch die Kombination einer Vielzahl von Verbindungen ergibt. Ausschlaggebend sind dabei nicht ausschließlich die Hauptinhaltsstoffe, sondern oft auch viele oft nur in kleinen und kleinsten Mengen vorhandene Komponenten, die man überhaupt erst einmal kennen muss.

Der Trend geht nicht zuletzt infolge der Öko-Bewegung dahin, die natürlichen Substanzen eine Renaissance erleben zu lassen (man denke nur an die vielen Unternehmen, welche die Natürlichkeit favorisieren). Generell sollte man über die Möglichkeit der synthetischen Dufterzeugung aber nicht die Nase rümpfen, denn diese hat insofern ihren Sinn, als sie die Ausrottung bestimmter Tierarten verhindert und auch die Herstellerkosten auf erträglichem Niveau halten kann. Immer wieder lancierte Gerüchte, dass synthetische Duftstoffe gefährlich wären oder das Riechvermögen der Menschen ruinieren würden, konnten bis heute nicht bewiesen werden.

Die „Nasen“

Am Anfang jedes Parfums steht die Idee eines Duftes. Spezialisten, die man Parfumeur-Createur nennt und die eine zumindest fünfjährige Ausbildung hinter sich haben, beschäftigen sich mit der Entwicklung dieser Düfte. In Frankreich, dem Parfum-Land schlechthin, werden diese Profis als „Nasen“ bezeichnet. Wer eine gute Nase ist, der kann schon mal zum Millionär werden. Der Createur von Chanel No. 5 zum Beispiel konnte sich mit seinem Schnüffel-Vermögen ein Vermögen erschnüffeln und sich ein prächtiges Schloss kaufen.

Aber natürlich ist die Creation eines Hits nicht alltäglich und auch extrem aufwendig. Ein neues Parfum muss sich von den bereits berühmten und bekannten Düften deutlich abheben, es darf aber trotzdem kein olfaktorischer Ausreißer sein, den man 100 Meter gegen den Wind erkennt. Der neue Duft muss zeitgeistig sein und doch auch traditionell, er muss im Gedächtnis bleiben und darf trotzdem nicht zu auffällig sein.

Komplimente sind wie Parfum. Sie dürfen duften, aber nie aufdringlich werden.

Oscar Wilde

Der Parfumeur muss daher ein Mensch mit Gefühl, Phantasie und musischer Begabung sein. Im Grunde sollte er eine Musiker-Seele haben, denn diese hilft ihm bei der Komposition neuer Geruchs-Symphonien am besten. Die Duftwelt und die Klangwelt haben viele Ähnlichkeiten. Der Createur komponiert seinen Duft aus Dutzenden von Unterdüften, die wie oben beschrieben nach Noten eingeteilt werden. Akkorde sind immer auch dabei, Töne sowieso – und die längste Zeit saßen die Nasen auch an sogenannten Duft-Orgeln. Früher waren die Düfte nämlich stufenförmig, also wie bei einer Kirchenorgel, rund um den Arbeitsplatz des Parfumeurs angeordnet. Heute erinnert das Ambiente im Allerheiligsten der Parfum-Betriebe eher an Chemie-Laboratorien, grundsätzlich wird die Schnüffel-Arbeit und die Komposition aber nach wie vor von Menschennasen ausgeführt. Und für die, die besonders gut werden wollen, gilt vor allem eines: Üben, üben, üben. Die Kompositeure müssen wie Musiker ihre Fähigkeit ständig trainieren, selbst das größte Talent braucht Übung ohne Unterlass. Manche meinen, es komme überhaupt weniger auf das Talent als auf die Übung an. Es werde ja nicht die Nase trainiert, sondern mentale Fähigkeiten wie die Erinnerung an Gerüche und die Kombination von Duftstoffen.

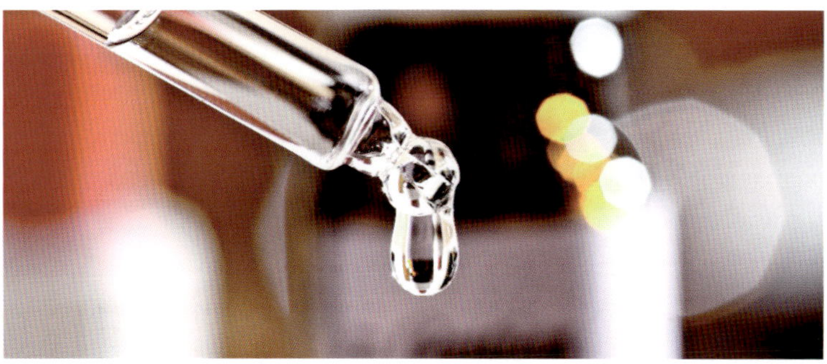

Der Parfumeur muss ein Mensch mit Gefühl, Phantasie und musischer Begabung sein.

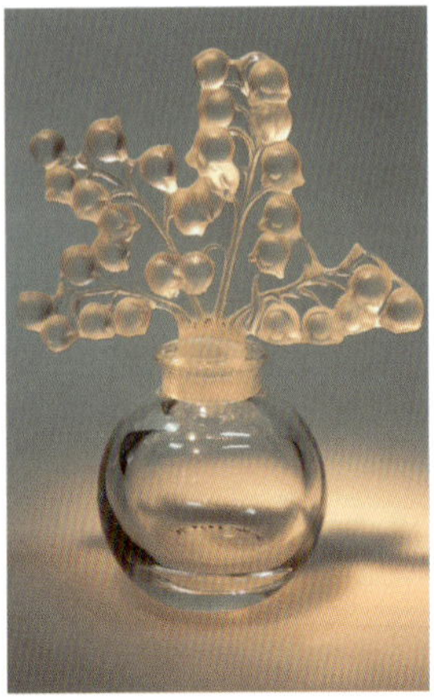

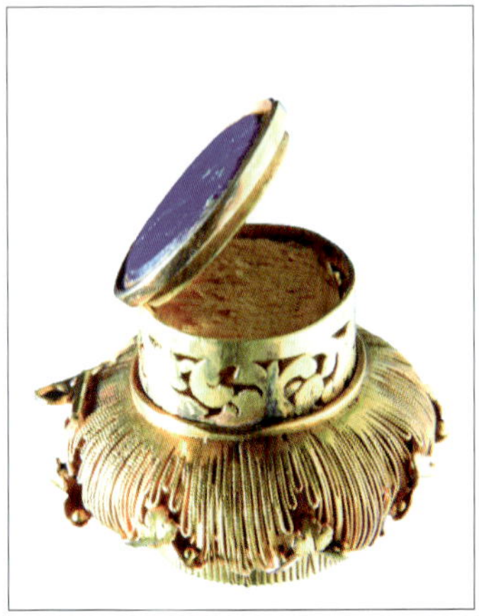

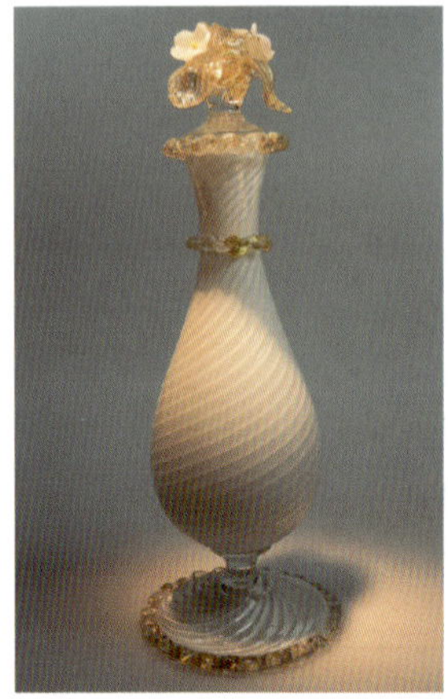

Die Geschichte des Parfums

Der Name „Parfum“ leitet sich vom lateinischen per fumum ab, was so viel bedeutet wie durch den Rauch. Der Name bezeichnet also ursprünglich den Verbreitungsweg des Duftes über den Rauch, weil die Dufterzeugung am häufigsten durch Verbrennen von wohlriechenden Hölzern oder durch Erhitzen flüssiger Substanzen bewerkstelligt wurde.

Geschichtliche Belege für die Verwendung von Duftstoffen reichen bis in die Hochkulturen Mesopotamiens und Ägyptens zurück, auch aus dem antiken China und aus dem frühen Indien ist die Verwendung von parfumähnlichen Substanzen bekannt. Aromatische Harze und andere Duftstoffe wurden Völkerwanderungen und Handel weiter bekannt gemacht und verbreitet. Lange war Babylon ein zentraler Umschlagplatz für den Handel über Kontinente hinweg. Gewürze aus Indien, Harze aus Arabien und Baumbalsam aus Judäa wechselten hier den Besitzer. An der Herstellung von Salben, Ölen und Parfums im königlichen Auftrag arbeiteten Parfumeure häufig mit Apothekern zusammen. Das Wissen über Drogen und Duftstoffe, vor allem Harze, war aus heutiger Sicht erstaunlich – und das wurde weitergegeben, etwa an die Griechen und Römer.

Damals waren jedoch hauptsächlich Öle, Balsame, Essenzen und vor allem Räuchersubstanzen gebräuchlich, das Parfum im heutigen Sinne war noch nicht erfunden. Die Duftkultur bei Babyloniern, Sumerern, Assyrern und den Ägyptern war hoch entwickelt, das geht aus den Schriften dieser Völker hervor. Schon damals galten gewisse Düfte und die Eigenschaft, gut zu riechen, als Statussymbol. Der Pharaonin Kleopatra wird von seriösen Historikern sogar ein Handbuch der Kosmetik zugeschrieben, in welchem sich Geruchstipps für die ägyptische Frau von Welt finden. Die typischen orientalischen und asiatischen Gewürz- und Duftstoffe wie Zimt, Jasmin, Vetiver usw. sind unverändert die zentralen und prägenden Substanzen in der Welt des Duftes und jedermann kennt diese einzigartigen Gerüche.

Griechen und Römer haben, soweit wir das heute wissen, sehr viele der duftenden Gepflogenheiten des Vorderen und Mittleren Orients und auch Asiens übernommen. Vor allem Alexander der Große und nach ihm die Legionen von Handlungsreisenden dürften viele der dort heimischen Substanzen nach Europa importiert haben. Eine zweite Duftwelle, die von Asien nach Europa gelangte und welche die Geruchsbedürfnisse nachhaltig verändert haben dürfte, wurde von Marco Polo eingeleitet, durch dessen Entdeckungsreisen der Handel mit dem Orient massiv forciert wurde. Die Kreuzzüge brachten vor allem die Düfte des Vorderen Orients nach Europa und auch neue Verfahren zur Herstellung von Riechstoffen, die in Arabien entwickelt wurden.

Von den Arabern wurde auch die Urform des Parfums, so wie wir es heute kennen, geschaffen. Sie verfügten bereits lange vor den Europäern über die entsprechenden Destilliertechniken, um Essenzen aus wohlriechenden Rohstoffen zu gewinnen. Noch heute spricht man deswegen schwärmerisch von den „Düften des Orients". Dies hat seine Ursache darin, dass es früher in Europa nicht möglich war, wirklich gehaltvolle Düfte herzustellen. Jeder Besucher des Orients war daher hingerissen von der Mächtigkeit der dort herrschenden Gerüche. Der Duft vor allem von Weihrauch und Myrrhe war (und ist) verbunden mit besonderen Gefühlen und Gedanken. Nicht zuletzt auch deswegen, weil besonders der Weihrauch mit sakralen Handlungen verbunden ist. Beide Stoffe sind Harze von orientalischen Bäumen, sie haben auch antibakterielle Eigenschaften.

Das Wort Myrrhe kommt aus dem Arabischen und bedeutet „bitter". Die Substanz wird aus den in Arabien und Afrika vorkommenden Commiphora-Bäumen gewonnen und heute noch verwendet, etwa in Zahncremes, Mundwässern und vereinzelt in Parfums. Der Weihrauch stammt von Bäumen namens Boswellia und wird ebenfalls noch immer verwendet. Einerseits bekanntlich in der Kirche, andererseits in der Parfumerzeugung.

Von Destillat und Essenz zum Parfum

Das Parfum in seiner heutigen Form wurde in Frankreich entwickelt. Der Beginn eines großen Aufschwungs der französischen Parfumherstellung wird durch eine Heirat markiert: Katharina von Medici ehelicht Heinrich II. und kommt 1533 an seinen Hof. Sie reist samt eigenem Parfumeur an und bringt dementsprechende Ansprüche und Duftkultur mit. Nun beginnt in Frankreich auch das Zeitalter der parfümierten Handschuhe bei Hof. Das südfranzösische Dörfchen Grasse wird zum Mittel- und Angelpunkt der europäischen Parfumwelt.

Waren es im Spätmittelalter und in den darauf folgenden Epochen vor allem die durch in Südfrankreich (speziell in Grasse) beheimatete Technik der Enfleurage gewonnenen natürlichen Essenzen, welche die Parfumerie-Szene beherrschten, erfolgte im 19. und 20. Jahrhundert förmlich eine Duft-Revolution, die in Paris ihren Ausgang nahm. Eine Französische Revolution der anderen Art trat den Siegeszug um die Welt an. Mit ziemlicher Sicherheit gab es dabei keine Blutopfer wie bei jener von 1789, ganz sicher aber war sie in Summe teurer, denn die guten Parfums waren und sind nicht gerade geschenkt.

Durch die Entwicklung von synthetischen Riechstoffen konnte im 19. Jahrhundert erstmals mit einer industriellen Fertigung von Parfums begonnen werden. Als einer der ersten wurde 1870 Mandelduft (Benzaldehyd) synthetisiert, bald folgten Vanillin, Zimt, Moschus und viele andere. Die Parfumherstellung wurde somit aus technischer Sicht wesentlich einfacher.

Gleichzeitig entstanden in der Seine-Metropole ein neues Lebensgefühl und eine neue bürgerliche Kultur, die zu ihrer Aufrechterhaltung eine Versorgung mit Luxusartikeln benötigten. Von der pulsierenden Großstadt Paris ausgehend verbreitete sich dieser Trend über ganz Europa und auch über die USA. Pariser Chic war auf einmal weltweit gefragt und ist dies bis heute.

Marken und Markenerzeugnisse traten damals ihren bis heute anhaltenden Siegeszug an. Wer etwas auf sich hielt, kaufte Markenartikel. Speziell in der Parfum-Branche waren nun edle und teure Düfte gefragt, die man als Statussymbol auf der Haut tragen konnte. Das Parfum schlüpfte in eine neue Rolle. War es bis ins ausgehende 18. Jahrhundert eher ein Produkt für Pflege und Hygiene und auch Ersatz für die Körperwäsche, begann nun das erwachende Markenbewusstsein bestimmte Parfums zu bevorzugen.

Geschickte Parfumeure erkannten diesen Zug der Zeit und nutzten ihn. Die noch heute bekannten und berühmten Parfum-Familien wie Guerlain oder Lancôme begannen damals ihren Aufstieg. Eine kolossale Rolle spielte dabei ein gewisser Monsieur François Coty. Er war der erste, der einen speziellen Flakon für sein Parfum entwarf. Coty setzte damit einen bis heute gültigen Trend in die Welt, denn jeder erkennt die berühmten Parfums schon an der Flasche und nicht erst am Geruch.

Gute Ideen und Trend-Setting machen sich bezahlt. Der Coty-Konzern ist heute einer der größten Parfum-Hersteller der Welt, dort werden die Düfte für Calvin Klein, Joop, Jil Sander, Cerruti, Chloé, Marc Jacobs usw. produziert. Erstaunlich, was aus einem kleinen Flakon und einem guten Duft alles werden kann.

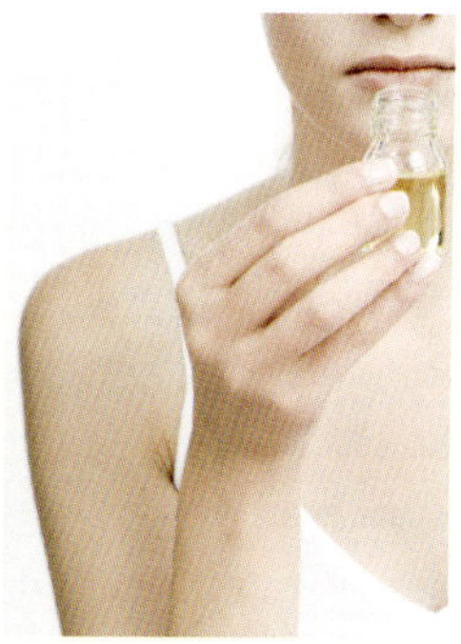

DAS „RICHTIGE" PARFUM

Das „richtige" Parfum kann jeder nur selbst für sich finden. Man muss sich dabei nämlich auf seine Nase verlassen. Die allein kann einem sagen, ob es passt. Dafür sollte man es auch versuchsweise tragen, denn es wirkt in verschiedenen Umgebungen unter verschiedenen Bedingungen auch anders. Dazu gilt es einige bekannte Regeln zu beachten, wie nicht mehr als einige wenige auf einmal probieren – die Nase blockiert, wenn es ihr zu viel wird und man nimmt gar nichts mehr wahr.

Die Suche nach einem neuen Parfum beginnt man am besten in der Richtung von Parfums, die man bisher gerne getragen hat. Die erste Auswahl trifft man am besten mit Probestreifen. Den Duft, der am meisten behagt, sollte man dann auf die Haut auftragen. Erst nach einiger Zeit – eine halbe Stunde wäre da schon zu empfehlen – entfalten sich Herz- und Basisnote. Das Parfum verbindet sich mit dem körpereigenen Geruch und dabei kann sich der Eindruck des Duftes stark verändern. Beim Kauf eines neuen Parfums sollte man sich also wirklich Zeit lassen. Wie eine Untersuchung gezeigt hat, haben Menschen mit ähnlichem MHC auch ähnliche Vorlieben für Parfums. Das Immunsystem redet also bei der Auswahl des Parfums mit. Und wer wollte da schon widersprechen.

Chanel No. 5

Chanel No. 5 gebührt ein ganz besonderer Platz in der Geschichte des Parfums. Und das liegt nicht nur an Marilyn Monroe, die diesen Duft als ausschließliches Nachtgewand bevorzugte.

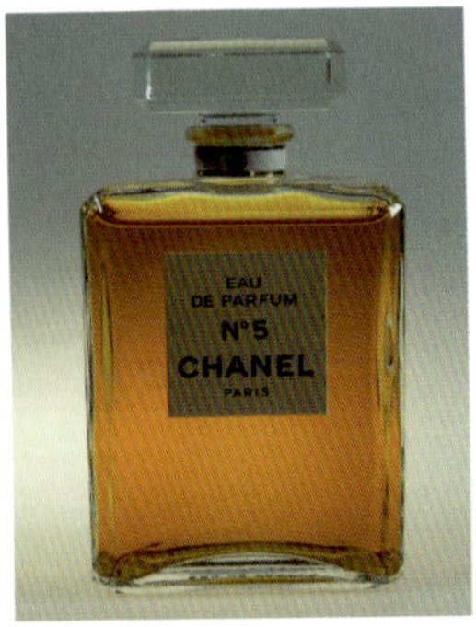

Chanel No. 5 ist seit fast hundert Jahren ein Klassiker, erstaunlicherweise war es das bereits kurz nach seiner Kreation im Jahre 1921. Es wurde in den Jahren danach bekannt und berühmt wie kaum ein anderes Parfum. Das von der „Nase“ Ernest Beaux für die legendäre Coco Chanel entwickelte Parfum setzte aus zweierlei Gründen überragende Meilensteine in der Duftstoffchemie.

Erstmals wurde für ein Parfum als Herznote Ylang-Ylang verwendet, der Duftstoff der gleichnamigen Blüte von den Philippinen. Zum zweiten fügte Ernest Beaux als Erster einen vollsynthetischen Stoff als Kopfnote hinzu, das sogenannte 2-Methylundecanal. Diese Substanz ist ein Vertreter aus der Gruppe der Aldehyde, die fast immer wohlriechend sind und heute für verschiedenste Parfums eingesetzt werden.

Und zu guter Letzt war auch das Design des Flakons nicht ganz unbeteiligt am Erfolg des Parfums. Der Wiedererkennungswert des Fläschchens Chanel No. 5 ist auch ohne Aufschrift sehr groß. Insgesamt passten damals also Design und Parfum, Form und Inhalt perfekt zusammen. Und dass es gerade Coco Chanel war, die mit ihrer zeitlosen Eleganz auch in der Parfum-Szene reüssierte, rundete den umfassenden Erfolg von No. 5 in passender Weise ab. Nummer 5 heißt das Parfüm übrigens deswegen, weil es die fünfte Probe aus Ernest Beaux' Vorschlägen war, der für die Produktion ausgewählt wurde.

Duftdesign und Duftmarketing

Nicht um das Marketing von Parfums geht es hier, sondern um das Marketing anderer Produkte und Dienstleistungen. In Supermärkten und Modeboutiquen, Möbel- und Buchhandlungen, Autosalons und zahlreichen anderen Geschäften werden Duftstoffe eingesetzt, um die Atmosphäre angenehm zu gestalten. In der Welt des Verkaufs setzt man immer stärker darauf, dass bestimmte Gerüche das Kaufverhalten positiv beeinflussen können. Im Sinne des Absatzes, versteht sich. Während hier Duftstoffe über die Klimaanlage oder mit speziellen Geräten verteilt werden – es gibt auch welche für Messen und Events zu mieten – haben Parfümieren andere Sorgen. Sie müssen sich eher darum bemühen, die Schwaden der Parfums aus dem Geschäft zu bekommen, damit man die einzelnen Düfte überhaupt noch riechen und unterscheiden kann.

> *Der Duft muss die besten Augenblicke des Lebens wieder wachrufen.*
>
> *Karl Lagerfeld*

Längst ist ein eigener Design- und Industriezweig entstanden, der mit Düften aller Art und deren Wirkung auf die Menschen experimentiert und diese Düfte gezielt einsetzt. Eine ganze Reihe von Anbietern bewirbt maßgeschneiderte Produkte aus teilweise hochkomplexen Duftmischungen zur geruchsmäßigen Optimierung wirtschaftlicher Leistungen. Motivation, Leistungsfähigkeit und Kreativität von Mitarbeitern sollen gesteigert werden. Kunden sollen sich wohler fühlen – gut gelaunte Kunden sind spendabler – länger bleiben, mehr Vertrauen und mehr Kauflust entwickeln. Angenehme Gerüche werden mit höherer Produktqualität verknüpft. Nicht selten wird ein bestimmter Duft neben Logo, Schriftzug und sonstigen Merkmalen des Erscheinungsbildes zum Teil der Corporate Identity. Dabei geht es nicht nur um das angenehme Gefühl der Kunden beim unmittelbaren Kontakt mit dem Unternehmen, sondern auch ganz wesentlich um die Erinnerung – und die funktioniert bei Düften ja besonders gründlich.

MEHR ALS DUFTENDE WARE

Duftmarketing geht weit über die Beduftung eines Produkts hinaus. Beim Duftmarketing werden Geruchsstoffe vor allem am Point of Sale eingesetzt, was zwar auch die Beduftung von Produkten einschließen kann, häufig aber den Verkaufsraum betrifft. Düfte als Teil der Corporate Identity werden vor allem in Branchen sinnvoll gesehen, die nicht von vorne herein mit (Wohl)Gerüchen verbunden sind, so wie Dienstleister (Hotels, Ordinationen usw.), Auto- oder Textilindustrie.

Wissenschaftliche Untersuchungen und Verkaufszahlen aus der Wirtschaft sprechen für den Erfolg dieser „Geruchsattacken“. Exakte Zahlen dazu gibt es aber relativ wenige, und diese können auch nicht unbedingt verallgemeinert werden. Häufig zitiert wird eine Studie der Universität Paderborn, der zufolge sich die Verweildauer von Kunden in angenehm bedufteten Verkaufsräumen um 15,9 Prozent erhöht und die Kaufbereitschaft und 14,8 Prozent steigt. Was wiederum zu einer 6-prozentigen Umsatzsteigerung führt.

Einzug in viele Branchen

➔ Längst ist nicht mehr der Wunderbaum der Weisheit letzter Schluss, wenn es um die Geruchslandschaft im Auto geht. Bei Autoherstellern sind „Nasen“ beschäftigt, die auf störende Gerüche der Karosserieteile achten und diese im Falle des Falles eliminieren. Aber Düfte sollen nicht nur hinaus-, sondern auch hineinkonstruiert werden in das Auto. Nicht nur bestimmte Marken, auch bestimmte Modelle haben ihren eigenen Geruch. Abgesehen davon gibt es den „Neuwagen“-Geruch. Und in den meisten Autosalons würde es nach Gummi riechen, würde man nicht Neuwagen- und/oder Lederduft dort verströmen. Plus jahreszeitlich abgestimmter Ergänzung. Ganz gewöhnliche Kunststoffsitze können plötzlich zu etwas ganz Besonderem werden, da sie nach exquisitem Leder duften. Auch nach längerem Gebrauch des Autos lässt sich das Neuwagen-Gefühl wieder herzaubern, mit Reinigungsmitteln nämlich, die diese Düfte enthalten.

Manche Autoerzeuger forschen daran, Möglichkeiten einer „Duftorgel“ im Auto zu finden. Fahrer und Fahrgäste sollen je nach Stimmung verschiedene Gerüche in ihrem Wagen erzeugen können. Die Überlegung der Produzenten sind nachvollziehbar: Im Auto verbringt so mancher ein Gutteil seines Tages – warum soll es also da drin nicht gut riechen? Japanische Autohersteller experimentieren mit einer anderen Art von Duftstoffen, nämlich der Alkoholfahne des Fahrers beziehungsweise desjenigen, der den Wagen gerade starten möchte. Wenn die Ausatemluft zu viele Promille verrät, wird der Starter blockiert.

➔ Lebensmittel. In der Obstabteilung riecht es so gut nach Orangen? Unter Umständen ist das nicht ausschließlich auf die dort aufgeschlichteten Früchte zurückzuführen. An sich gelten Lebensmittel aber als recht schwierig in der Beduftung, denn ein zugesetzter Geruch wird schnell als „künstlich" wahrgenommen und deshalb negativ bewertet. Daher wird häufig mit den Gerüchen von einzelnen Bestandteilen gearbeitet wie zum Beispiel Zimt oder Vanille. Dass man auch beim Duftmarketing in Fallen tappen kann, zeigt ein Beispiel mit Schokoladeduft – an sich am kulinarischen Sektor ja die Verführung schlechthin. Das Institut für Sensorikforschung und Innovationsberatung in Göttingen untersuchte die Wirkung von feinem Schokoladeduft auf den Absatz. Eine Überraschung: Er ging zurück. Eine mögliche Erklärung könnte darin liegen, dass die ganze Schokolade verpackt war und der Duft von den Kunden – unbewusst – dahingehend interpretiert wurde, dass die Verpackungen schadhaft seien.

Aromastoffe, die letztlich ja in die Nase steigen, werden in ganz großem Maßstab bei Getränken eingesetzt. Ein Blick in die Regale im Supermarkt ums Eck genügt. Da stapeln sich aromatisierte Erfrischungsgetränke, deren Ingredienzien bis vor kurzem teilweise noch völlig unbekannt waren, zumindest hierzulande. Auch der Absatz über Getränkeautomaten lässt sich mittels Duftmarketing steigern. Einerseits, wenn es einfach nach dem entsprechenden Getränk riecht. Es geht aber gefinkelter und noch effektiver. Dazu ein besonders anschauliches Beispiel, wie Duftmarketing funktionieren kann. Getränkeautomaten eines Limonadenherstellers sollten sommerlich beduftet werden, um den Absatz bei der Zielgruppe „Frauen über 40" zu heben. Bei seinen Recherchen fand der Duftexperte heraus, dass in der Kindheit dieser Altersgruppe eine Kokos-Sonnencreme Marktführer war. Er ließ den Duft nachbauen und die Automaten damit versehen – und der Umsatz in der Zielgruppe stieg dramatisch.

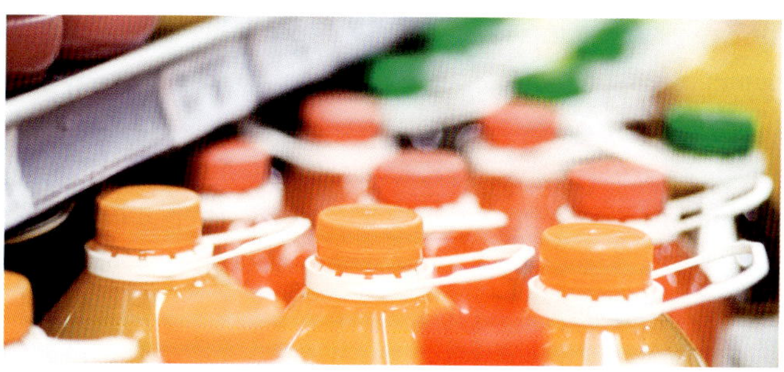

Aromastoffe, die letztlich ja in die Nase steigen, werden in ganz großem Maßstab bei Getränken eingesetzt.

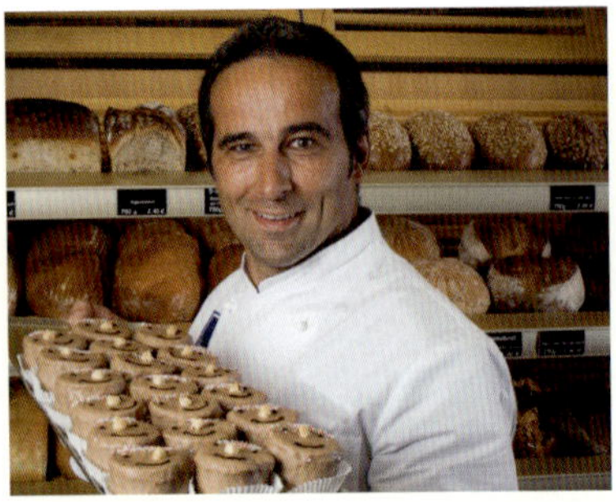

BÄCKER ALS PIONIERE IM DUFTMARKETING

Die Bäcker können als Erfinder oder zumindest als Pioniere des Duftmarketings gesehen werden. Sie hatten es schon über Generationen praktiziert, bevor das Wort „Duftmarketing" überhaupt erfunden war. Der Geruch von frischem Brot und Gebäck in der Umgebung von Bäckereien war nämlich ganz und gar kein Zufall, sondern das Resultat eines ausgeklügelten und gezielten Entlüftungssystems der Backstuben, mit dem die heiße und aromengeschwängerte Luft ins Freie geleitet wurde. Sinnigerweise vor das Geschäft, denn das war die beste Werbung, wussten die Bäcker. Denn wen überfällt nicht der Gusto nach frischem Brot und reschen Semmeln, wenn er den entsprechenden Duft riecht?

→ In der Gastronomie und Hotellerie wird nicht nur die olfaktorische Hinterlassenschaft früherer Gäste dezent beseitigt. Rauch und sonstige Gerüche werden neutralisiert. Für einige große internationale Hotelketten gehört die eigene Duftnote heute zur Corporate Identity, sie soll nicht nur für eine angenehme Atmosphäre sorgen, sondern dafür, dass die Gäste das Hotel gut in Erinnerung behalten – und sich beim nächsten Besuch „wie zuhause" fühlen. Dass auch Fitness-Center zu den Kunden von Duftdesignern gehören, verwundert nicht weiter. Ebenso wie das Interesse von Zahnärzten, mittels geruchlicher Veränderungen in Wartezimmern den Patienten Angst und Anspannung zu nehmen. Weniger Angst soll man dank Duftwolken auch in manchen Tiefgaragen haben. Und in den Terminals von Flughäfen sorgen Wohlfühldüfte für eine möglichst friedliche Stimmung.

Nicht nur Seminarteilnehmer, sondern vor allem auch die Vortragenden werden es danken, wenn aufmunternde Düfte durch die Räume ziehen. Wer kennt nicht den Kampf gegen den Schlaf bei langen Vorträgen. Und kaum etwas ist für einen Redner frustrierender, als zu sehen, wie die Zuhörer einnicken – was ja nicht immer am Vortrag liegt.

- Im Shopping-Center duftet es mehr oder weniger wahrnehmbar nach Weihnachtsmix in den Wintermonaten, Vanille- und Blütenduft im Sommer, frischem Gras im Frühling usw. Der leichte Hauch von Sonnenöl in der Bademodenabteilung kommt auch nicht von ungefähr. Reisebüros kombinieren Videos über ihre Destinationen mit abgestimmten Düften, die passend zu Land, Landschaft und Szene in den Raum befördert werden. Oder man beschränkt sich der Einfachheit halber auf Meeresbrise und Grasduft.
- Die mobile Duft-Probe in Illustrierten ist zur Gewohnheit geworden, gelegentlich finden sich Rubbelstreifen, die man durch Reiben zum Parfumprobeduften bringt. Hin und wieder dienen Düfte aber auch dem Medium selbst zur Verstärkung des Eindrucks. Das Gartenmagazin riecht nach Blumen, die Yachtzeitschrift nach Meer.

Manipulation – oder nicht?

Ist der Einsatz von Duftstoffen zur Verkaufsförderung Manipulation? Nein, heißt es von Seiten der Verfechter naturgemäß. Man könne mittels Düften niemand zwingen, etwas zu kaufen, was er nicht will. Doch sie Sache hat ihre Tücken, und kontroverse Meinungen haben durchaus etwas für sich.

Wie es in den Unterlagen der Duftmarketingprofis ja heißt, wird die Zahl der Spontankäufe stark erhöht. Eben. Man kauft also Dinge, die man sich „nüchtern" betrachtet nicht zugelegt hätte. Freilich sind die Grenzen fließend. Eine angenehme Präsentation der Waren durch Dekoration, Licht und anderes mehr wird ja nicht in Frage gestellt. Auch dezente Musik und geschickte Platzierung haben einen eindeutig verkaufsfördernden Effekt, wobei gerade die Platzierung in optimaler Reichweite für Kinder immer wieder Gegenstand der Kritik von Verbraucherorganisationen ist. Düfte sind da unter Umständen nur das Tüpfelchen auf dem i. Die Beduftung von Spielsalons in Las Vegas zwecks Steigerung der Spiellust ist sicher besonders diskutabel, gehört aber zu den Problemen, die nicht hierzulande gelöst werden müssen.

Allerdings bewegt der Einsatz von Düften zu Marketingzwecken an oder unter der Wahrnehmungsschwelle und nimmt dem Kunden damit die Möglichkeit, darauf zu reagieren. Eine noch so raffinierte Dekoration kann leichter als solche wahrgenommen werden als ein unterschwelliger Duft. Und das ist eines der Prinzipien gekonnten Duftmarketings – man merkt es nicht, aber es wirkt. Es gibt Hinweise, dass unterschwellige Düfte weitaus besser wirken als bewusst wahrgenommene. Emotionen werden verstärkt oder gar erst geweckt. Man kann zwar wegsehen und bis zu einem gewissen Grad weghören, wegriechen kann man aber nicht. Und man kann sich schon gar nicht den automatisch ablaufenden Reaktionen und Stimmungsänderungen entziehen, die durch Gerüche ausgelöst werden. Einige Verbraucherorganisationen fordern daher eine Kennzeichnung von Geschäften, in denen die Kunden beduftet werden. Ein gewisser limitierender Faktor für das Duftmarketing ist die starke individuelle Komponente bei der Bewertung von Düften. Weiters kann es immer wieder zu Überraschungen kommen, wenn sich – an sich angenehme – Gerüche mischen. Das Ergebnis kann nämlich ziemlich stinken.

Außerdem ist die Frage noch offen, wie sehr das Konsumverhalten von unterschwelligen Gerüchen tatsächlich gesteuert werden kann. Experten sind da sehr geteilter Meinung. Während manche wie Marketing-Guru Martin Lindstrom von einer neuen Ära des Marketings schwärmen, zeigen sich nicht wenige Geruchsforscher wesentlich skeptischer. Verhaltensänderungen, die in wissenschaftlichen Studien beobachtet werden, müssen sich noch nicht unbedingt in einem veränderten Kaufverhalten niederschlagen. Dass Gerüche Kaufentscheidungen auch mitbestimmen, weiß man ja seit den 1930er Jahren. Damals wurden Studenten mit verschieden bedufteten Damenstrümpfen losgeschickt, um sie an der Haustür zu verkaufen. Die nach Narzissen riechenden waren unbestritten die Nummer eins. Kaum eine Frau griff zu den Stümpfen, die nach deren Rohstoff – sprich etwas muffig – rochen.

Es gibt einen weiteren Grund anzunehmen, dass diesem Gebiet (des Duftmarketings, Anm.) eine glänzende Zukunft bevorsteht. Derzeit wächst eine Generation junger Konsumenten heran, für die Düfte eine zentrale Rolle spielen. *Avery Gilbert*

Nun haben sich Technik und Know-how der Duftmarketing-Experten in den vergangenen Jahren wesentlich weiterentwickelt. Außerdem wächst derzeit eine Generation heran, die an eine durch und durch parfümierte Umgebung gewohnt ist. Und damit eine Generation von Konsumenten, die aufgrund ihrer Empfänglichkeit für (Fremd)Gerüche wohl auch auf die Strategien des Duftmarketings ansprechen wird.

Register

A

B

C

D

E

Literatur

Angabe in der Reihenfolge der ersten Verwendung.

Classen, C., Howes, D., Synnott, A.: Aroma. The Cultural History of Smell. London/New York, 1997

Gilbert, A.: What the Nose Knows. The Science of Scent in Everyday Life. New York, 2008

Herz, R.: A naturalistic study of autobiographical memories evoked by olfactory and visual cues: Testing the Proustian hypothesis. American Journal of Psychology 2002, 115(1): 21-32

Chu, S., Downes J.J.: Proust nose best: odors are better cues of autobiographical memory. Mem Cognit 2002, 30(4): 511-518

Willander, J, Larsson M.: Smell your way back to childhood: autobiographical odor memory. Psychon Bull Rev 2006, 13(2): 240-244

Herz, R.: Weil ich dich riechen kann: Der fünfte Sinn und sein Geheimnis. München, 2009

Jacobs, T., Universität Cardiff, UK: http://www.cf.ac.uk/biosi/staffinfo/jacob/teaching/sensory/olfact1.html

de Araujo, I.E. et al.: Cognitive modulation of olfactory processing. Neuron 2005, 46(4):671-679

Herz, R., Brown University, USA. I know what I like: Understanding odor preferences. Sense of Smell Institute White Paper 2004. Internet: http://www.senseofsmell.org/feature/smell101/lesson3/odor_whitepaper_print.php

Chrea, C. et al.: Mapping the semantic space for the subjective experience of emotional responses to odors. Chem Senses 2009, 34(1): 49-62; Epub 2008 Sep 11

Menella, J.A. et al.: Prenatal and postnatal flavor learning by human infants. Pediatrics 2001, 107(6):E88; Monell Chemical Senses Center, Press Release

Menella, J.A. et al.: Variety is the spice of life: strategies for promoting fruit and vegetable acceptance during infancy. Physiol Behav 2008, 94(1): 29-38; Epub 2007 Nov 21; Monell Chemical Senses Center, Press Release

Le Guèrer, A.: Die Macht der Gerüche. Eine Philosophie der Nase. Stuttgart, 1988

Lohse-Jasper, R.: Parfum. Eine sinnliche Kulturgeschichte. München, 2005

Corbin, A.: Pesthauch und Blütenduft. Eine Geschichte des Geruchs. Berlin 1984

Payer, P.: Der Gestank von Wien. Wien, 1997

Diaconu, Mâdâlina: Tasten, Riechen, Schmecken. Eine Ästhetik der anästhesierten Sinne. Würzburg, 2005

ECRO Newsletter No 79, 2009. Olfaction joins the performing arts. An opera for the eyes, the ears and the nose.

Stummerer, S., Hablesreiter, M.: food design XL. Wien, 2010

Rützler, H.: Was essen wir morgen. Mit den Sinnen genießen lernen. PRO CARE 5/2006

Diallo-Ginstl, E., Mörixbauer, A: Genuss-Schule für Volksschüler. Medienkoffer für Volksschulen. Agrarmarkt Austria Marketing GmbH (Hg.), Wien 2004

Diedrichsen, I.: Genusstraining. Schule des Genießens. Ernährungs-Umschau 46, 1999

Kohl, W.: Wie riecht Leben? Berichte aus einer Welt ohne Gerüche. Wien, 2009

Ebberfeld, I.: Botenstoffe der Liebe. Über das innige Verhältnis von Geruch und Sexualität. Münster, 2005

Milinski, M., Wedekind, C.: Evidence for MHC-correlated perfume preferences in humans. Behav Ecol 2002, 12(2): 140-149

Grammer, K. et al.: Human pheromones and sexual attraction. Eur J Obstet Gynecol Reprod Biol 2005, 118(2): 135-142

Wedekind, C. et al.: MHC-dependent mate preferences in humans. Proc Biol Sci 1995, 260(1359): 245-249

Watson, L.: Der Duft der Verführung. Das unbewusste Riechen und die Macht der Lockstoffe. Frankfurt am Main, 2001

Leinders-Zufall, T. et al.: MHC class I peptides as chemosensory signals in the vomeronasal organ. Science 2004, 306(5698): 1033-1037

Witt, M, Hummel T.: Vomeronasal versus olfactory epithelium: is there a cellular basis for human vomeronasal perception? Int Rev Cytol 2006, 248:209-259

Spehr, M. et al.: Essential role of the main olfactory system in social recognition of major histocompatibility complex peptide ligands. J Neurosci 2006, 26(7): 1961-1970

Knecht, M et al.: The human vomeronasal organ. Nervenarzt 2003, 74(10): 858-862

Kuukasjärvi, S. et al.: Attractiveness of women's body odors over the menstrual cycle: the role of oral contraceptives and receiver sex. Behav Ecol 2004, 15(4): 579-584

Roberts S.C. et al.: MHC-correlated odour preferences in humans and the use of oral contraceptives. Proc Biol Sci 2008, 275(1652): 2715-2722

Cutler, W.B. et al.: Pheromonal influences on sociosexual behavior in men. Arch Sex Behav 1998, 27(1): 1-13

Savic I. et al.: Smelling of odorous sex hormone-like compounds causes sex-differentiated hypothalamic activations in humans. Neuron 2001, 31(4): 661-668

Preti, G. et al.: Male axillary extracts contain pheromones that affect pulsatile secretion of luteinizing hormone and mood in women recipients. Biol Reprod 2003, 68(6): 2107-2113; Epub 2003 Jan 22

Wyart, C. et al.: Smelling a single component of male sweat alters levels of cortisol in women. J Neurosci 2007, 27(6): 1261-1265

Penn, J.D. et al.: Individual and gender fingerprints in human body odour. J R Soc Interface 2007, 4(13): 331-340

Stoddard, D. M.: The Scented Ape. The Biology and Culture of Human Odour. Cambridge 1990

Wysocki, C. J., Preti G. Human Pheromones: What's Purported, What's Supported. Sense of Smell Institute White Paper 2009. Internet: http://www.senseofsmell.org/papers/Human_Pheromones_Final%207-15-09.pdf

Martins, Y. et al.: Preference for human body odors is influenced by gender and sexual orientation. Psychol Sci 2005, 16(9): 694-701; Monell Chemical Senses Center, Press Release

Jacob, S. et al.: Paternally inherited HLA alleles are associated with women's choice of male odor. Nat Genet 2002, 30(2): 175-179; Epub 2002 Jan 22

Hummel, T., Welge-Lüssen, A.: Riech- und Schmeckstörungen. Physiologie, Pathophysiologie und therapeutische Ansätze. Stuttgart, 2008

Yeshurun, Y. et al.: The privileged brain representation of first olfactory associations. Curr Biol 2009, 19(21): 1869-1874

Walla, P. et al.: Olfaction and face encoding in humans: a magnetoencephalographic study. Brain Res Cogn Brain Res 2003, 15(2): 105-115

Walla, P. et al.: Olfaction and depth of word processing: a magnetoencephalographic study. Neuroimmage 2003, 18(1): 104-116

Buck, L., Axel R.: A novel multigene family may encode odorant receptors: a molecular basis for odor recognition. Cell 1991, 65(1): 175-187

Hatt, H.: Geschmack und Geruch. In: Schmidt, Robert F., Lang, Florian, Heckmann, Manfred (Hg.) Physiologie des Menschen, Berlin 2007

Hatt, H., Dee, R.: Das Maiglöckchen-Phänomen. Alles über das Riechen und wie es unser Leben bestimmt. München, 2008

Wysocki, C. J. et al.: Cross-adaption of a model human stress-related odour with fragrance chemicals and ethyl esters of axillary odorants: gender-spedific effects. Flavour Frag J 2009, 24(5): 209-218; Epub 2009 Apr 7; DOI 10.1002/ffj.1927

Stuck, B. A. et al.: Arousal Responses to Olfactory or Trigeminal Stimulation During Sleep. Sleep 2007, 30(4): 506-510

Seo, H.-S. et al.: Effects of Coffee Bean Aroma on the Rat Brain Stressed by Sleep Deprivation: A Selected Transcript- and 2D Gel-Based Proteome Analysis. J Agric Food Chem 2008, 56: 4665-4673

Holland, R. W. et al.: Smells like clean spirit. Nonconscious effects of scent on cognition and behavior. Psychol Sci 2005, 16(9): 689-693

Li W. et al.: Subliminal Smells Can Guide Social Preferences. Psychol Sci 2007, 18(12): 1044-1049

Kaupp, U. B. et al.: Mechanisms of sperm chemotaxis. Annu Rev Physiol 2008, 70: 93-117

Spehr M. et al.: Identification of a testicular odorant receptor mediating human sperm chemotaxis. Science 2003, 299(5615): 2054-2058

Neuhaus E. M. et al.: Activation of an olfactory receptor inhibits proliferation of prostate-cancer cells. J Biol Chem 2009, 284(24):16218-16225; Epub 2009 Apr 23

Hähner, A., Landis B. N., Hüttenbrink K.-B., Zahnert, Th., Hummel, Th.: Nn. olfactorii (I): Riechstörungen. In: Hopf, H. C., Kömpf, D. (Hg.): Erkrankungen der Hirnnerven, Stuttgart 2006

Steinbach, S. et al.: Riechverlust im Alter: Eine häufige Störung mit geringer Aufmerksamkeit. Z Gerontol Geriatr 2008, 41(6): 516-519

Lehrner, J. et al.: Odor identification and self-reported olfactory functioning in patients with subtypes of mild cognitive impairment. Clin Neuropsychol 2009, 23(5): 818-830; Epub 2009 Feb 11

Temmel, A. F. et al.: Characteristics of olfactory disorders in relation to major causes of olfactory loss. Arch Otolaryngol Head Neck Surg 2002, 128(6): 635-641

Aktories, K., Förstermann, U., Hofmann, F. B., Starke, K.: Allgemeine und Spezielle Pharmakologie und Toxikologie: Begründet von W. Forth, D. Henschler, W. Rummel. München 2009

Karlen, A.: Die fliegenden Leichen von Kaffa. Eine Kulturgeschichte der Plagen und Seuchen. New York 1995

Baumgart, G., Schaub, H.: Der ewige Leib. Mumien in österreichischen Sammlungen und Grüften. Wien, 2003

Gallagher, M. et al.: Analyses of volatile organic compounds from human skin. Br J Dermatol 2008, 159(4): 780-791

Dosa, D. M.: A Day in the Life of Oscar the Cat. NEJM 2007, 357(4): 328-329

Chen, D., Haviland-Jones J.: Human olfactory communication of emotion. Percept Mot Skills 2000, 91(3pt1): 771-781

Prehn, A. et al.: Chemosensory anxiety signals augment the startle reflex in humans. Neurosci Lett 2006, 394(2): 127-130

Pause, B. M. et al.: Startle response potentiation to chemosensory anxiety signals in socially anxious individuals. Int J Psychophysiol 2009, 74(2): 88-92

Prehn-Kristensen, A. et al.: Induction of Empathy by the Smell of Anxiety. PLoS ONE 2009, 4(6): e5987; DOI: 10.1371/journal.pone.0005987

Lehrner, J. et al.: Ambient odors of orange and lavender reduce anxiety and improve mood in a dental office. Physiol Behav 2005, 86(1-2): 92-95

Kemetter, M. SL: Aromapflege. Eine Ergänzung in der Pflege. Hartmannspital Wien, 2008

Jäger, W. et al.: Percutaneous absorption of lavender oil from a massage oil. J Soc Cosmet Chem 1992, 43:49-54

Nasel, C. et al.: Functional imaging of effects of fragrances on the human brain after prolonged inhalation. Chem Senses 1994, 19(4): 359-364

Hongratanaworakit, T. et al.: Evaluation of the Effects of East Indian Sandalwood Oil and alpha-Santalol on Humans after Transdermal Absorption. Planta Med 2004, 70: 3-7

Morris, E. T.: Düfte. Kulturgeschichte des Parfums. Düsseldorf, 2006

Emsley, J.: Parfum, Portwein, PVC ... Chemie im Alltag. Weinheim, 1997

Stöhr, A.: Air-Design als Erfolgsfaktor im Handel, Wiesbaden 1998

Institut für Sensorikforschung und Innovationsberatung GmbH, Göttingen, Internet: http://www.isi-goettingen.de

Japanese cars detect drunk drivers. ECRO Newsletter No 76, 2007.